新解釈
コンポジットレジン修復

「MI」と「ESTHETIC」の両立を目指して

田代　浩史　編著

三木　仁志
田畑　慎也
田畑　有希
松波　里花
木南　意澄
湯浅　由崇
石川　愛子
宮城　和彦
石井　圭
石井ちひろ
森田小野花
杉山　啓之
塚本　真平
古橋　拓哉
河合　健司　著

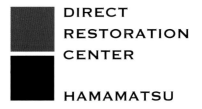

医歯薬出版株式会社
https://www.ishiyaku.co.jp/

This book was originally published in Japanese
under the title of:

SHIN KAISHAKU KONPOJITTO REJIN SHUFUKU
New Paradigm: Direct Restoration of Composite Resin.

Editor:
TASHIRO, Hirofumi
　Tashirodental, Direct Restoration Center Hamamatsu

© 2018 1st ed.

ISHIYAKU PUBLISHERS, INC.
　7-10, Honkomagome 1 chome, Bunkyo-ku,
　Tokyo 113-8612, Japan

はじめに

　DRC.Hamamatsu 田代歯科医院の臨床では，大規模な欠損補綴治療を必要とする咬合状態が崩壊した患者は減少し，残存歯数が多く歯周病対策や一歯単位の修復処置，小規模な補綴治療が中心の患者を診療する機会が圧倒的に増加している．一口腔単位の治療計画のなかで，残存歯による咬合接触関係を温存し，最大限歯質保存可能な修復方法を選択する患者の志向は，多くの歯科医師が肌で感じていると思う．大規模な咬合関係の再構築が行われるような一口腔単位の治療計画のなかでも，健全歯牙温存を考慮して小数歯単位での問題解決手段（コンポジットレジン修復）を組込むことで全体の術式を単純化し，治療期間を含めた患者負担の軽減を模索する必要があると考える．

　本書では低侵襲で高い歯質接着性をもつ審美的な直接修復手段「コンポジットレジン修復」を自由な発想で臨床活用する状況を「8 CASES」として分類して提示し，読者には残存歯数が増加する患者の口腔内状況にあわせて治療規模をダウンサイズするための強力なオプションとして再認識していただく機会となれば幸いである．東京医科歯科大学大学院う蝕制御学分野 田上順次教授による，コンポジットレジン修復に関する新たな臨床解釈「JT コンセプト」をインプットした歯科医師 16 名が，それぞれのクリニックで「MI」と「ESTHETIC」の両立を目指して実践した臨床症例を紹介したい．

DRC.Hamamatsu 田代歯科医院
田代　浩史

CONTENTS

INTRODUCTION
コンポジットレジン修復：日常臨床での新たな役割を模索して ········ 11

CASE 1 | 臼歯部1級修復 ········ 21

若年者の原発性う蝕への低侵襲対応
（小規模 臼歯部1級修復） ········ 21

残存歯質量豊富な根管治療終了歯への低侵襲対応
（大規模 臼歯部1級修復） ········ 27

小児う蝕治療への適切な器材選択と短時間対応
（小規模 乳臼歯部1級修復） ········ 30

CASE PRESENTATION
（三木仁志） ········ 34

CASE 2 | 小規模臼歯部2級修復 ········ 36

臼歯隣接面部の原発性う蝕への低侵襲対応 ········ 36

適切なマトリックスシステムの選択 ········ 41

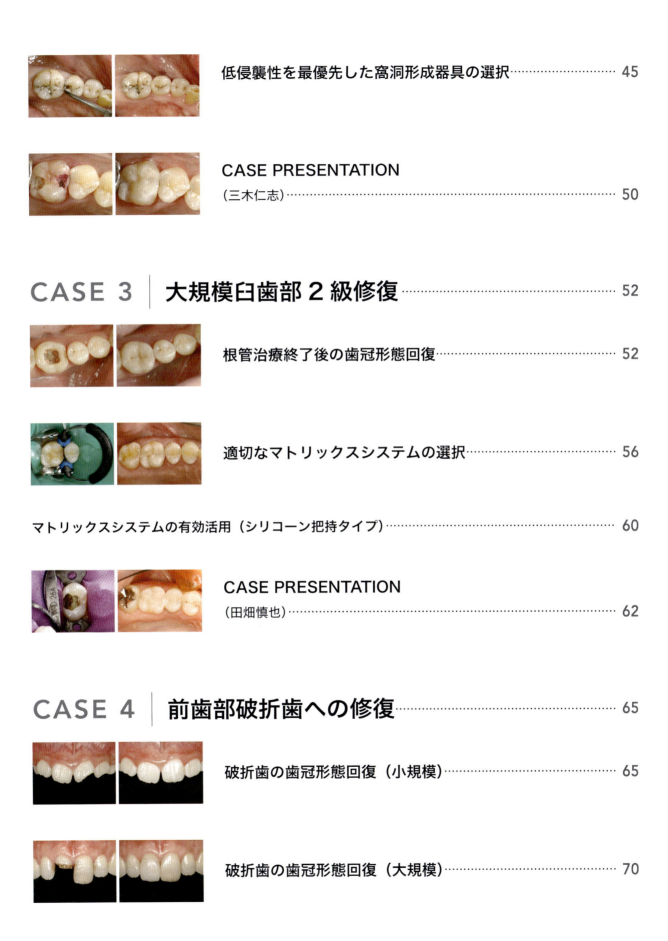

低侵襲性を最優先した窩洞形成器具の選択 … 45

CASE PRESENTATION
（三木仁志）… 50

CASE 3 | 大規模臼歯部2級修復 … 52

根管治療終了後の歯冠形態回復 … 52

適切なマトリックスシステムの選択 … 56

マトリックスシステムの有効活用（シリコーン把持タイプ）… 60

CASE PRESENTATION
（田畑慎也）… 62

CASE 4 | 前歯部破折歯への修復 … 65

破折歯の歯冠形態回復（小規模）… 65

破折歯の歯冠形態回復（大規模）… 70

CASE PRESENTATION
（松波里花）······ 76

CASE 5-1 ｜ 前歯部小規模離開歯列への修復 ····· 78

小規模歯間離開を
単独歯の歯冠幅径増大により対応 ····· 78

小規模ブラックトライアングルへの対応 ····· 82

歯冠形態の小規模修正による
上部鼓形空隙の閉鎖 ····· 88

CASE PRESENTATION
（木南意澄）····· 92

CASE PRESENTATION
（田畑有希）····· 94

CASE 5-2 ｜ 前歯部大規模離開歯列への修復 ····· 96

上顎前歯部大規模正中離開症例の
審美改善 ····· 96

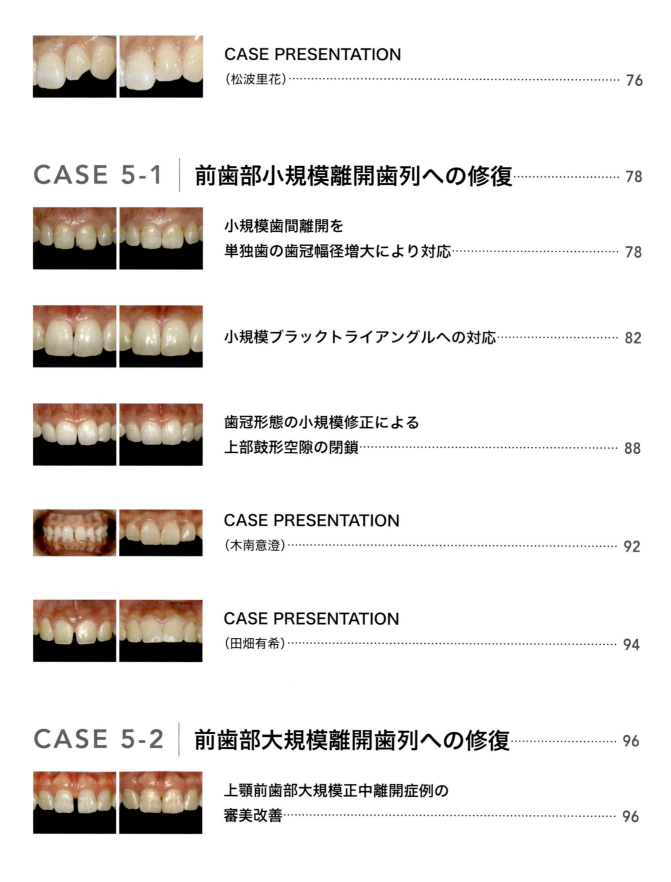

CONTENTS

歯周病治療安定後，ブラックトライアングル閉鎖による
審美改善 ……………………………………………………………………… 103

CASE PRESENTATION
（湯浅由崇）………………………………………………………………… 110

CASE PRESENTATION
（石川愛子）………………………………………………………………… 112

CASE 6 | 前歯部歯列へのダイレクトベニア修復 …………… 114

軽度歯列不正・加齢による
歯冠部歯質変色への審美改善 ……………………………………………… 114

テトラサイクリン変色歯への
ダイレクトベニア修復 ……………………………………………………… 121

CASE PRESENTATION
（宮城和彦）………………………………………………………………… 130

CASE 7-1 | 適合不良補綴物への
即日ダイレクトクラウン修復 …………………… 132

不良補綴物に対する短時間での審美改善
（周囲補綴物への色調適合性の配慮）……………………………………… 132

不適合補綴物に対する審美改善
（限られた残存歯質の最大活用）……………………………………… 139

CASE PRESENTATION
（石井　圭）………………………………………………………………… 146

CASE 7-2　ダイレクトクラウン修復の適応範囲拡大 …………… 148

間接法による補綴処置では審美性改善困難な
部位への直接修復対応 …………………………………………………… 148

臼歯部補綴物脱離への短期間修復対応
（再根管治療可能性への配慮）…………………………………………… 153

CASE PRESENTATION
（森田小野花）……………………………………………………………… 160

CASE 8-1　前歯部単独歯欠損への ダイレクトブリッジ修復 ……… 162

歯根破折による前歯部欠損への
ダイレクトブリッジ修復 ………………………………………………… 162

上顎犬歯欠損部への下顎側方運動時ガイドを意識した
ダイレクトブリッジ修復 ………………………………………………… 169

CONTENTS

CASE PRESENTATION
（石井ちひろ）·· 176

CASE PRESENTATION
（杉山啓之）·· 178

CASE PRESENTATION
（塚本真平）·· 180

CASE 8-2 | 前歯部複数歯欠損・臼歯部単独歯欠損への ダイレクトブリッジ修復 ················ 183

前歯部複数歯欠損への
ダイレクトブリッジ修復 ································ 183

インプラント治療を回避した臼歯部欠損への
ダイレクトブリッジ修復 ································ 192

CASE PRESENTATION
（田畑有希）·· 200

CASE PRESENTATION
（古橋拓哉）·· 202

CASE PRESENTATION
（河合健司）·· 204

MATERIAL CHECK!

ダイアグノデント ペン	26
クリアフィル ユニバーサルボンド Quick ER	33
クリアフィル マジェスティ ES フロー	40
マトリックスリテーナーセット	44
初期う蝕除去用エアースケーラーチップ：S66D，S68D	49
コンポジタイト 3D リテーナー フュージョン S（ブルー）	55
ウッドウェッジ	59
インプリンシス パテ	69
シュアーコード	75
エステライト ユニバーサル フロー	87
ディスポーザブルスカルペル ＃ 12	87
アダプトセクショナルマトリックス	109
ニッシン プラスチックストリップス	109
K エッチャント シリンジ	120
エステライト アステリア	129
ペンキュアー 2000	138
ビューティフィル オペーカー LO	145
ヴァリストリップ	168
セシード N カラーコート	191
スーパーフロス 3in1 レギュラータイプ	191

INTRODUCTION

コンポジットレジン修復：
日常臨床での新たな役割を模索して

　平成23年の歯科疾患実態調査によると，年齢階級別の平均現在歯数は70歳未満では20歯を超え，われわれ歯科医師が日々患者に行う治療行為の内容は大きく変化しつつある（図1）．DRC.Hamamatsu 田代歯科医院でも大規模な欠損補綴治療を必要とする咬合状態が崩壊した患者は減少し，残存歯数が多く歯周病対策や一歯単位の修復処置，小規模な補綴治療が中心の患者を診療する機会が圧倒的に増加している（図2）．

　日常臨床での一口腔単位の治療計画のなかで，残存歯による咬合接触関係を温存し，最大限歯質保存可能な修復方法を選択する患者傾向は，多くの歯科医師が肌で感じていると考える．大規模な咬合関係の再構築が行われるような一口腔単位の治療計画のなかでも，健全歯牙温存を考慮して少数歯単位での問題解決手段（コンポジットレジン修復）を組み込むことで全体の術式を単純化し，治療期間を含めた患者負担の軽減を模索する必要がある（図3）．

　本書を通して，低侵襲で高い歯質接着性をもつ審美的な直接修復手段「コンポジット

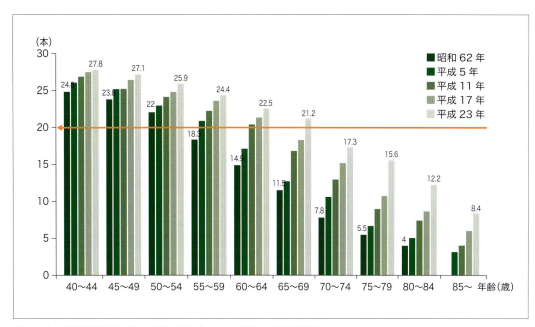

図1　年齢階級別平均現在歯数（平成23年歯科疾患実態調査）

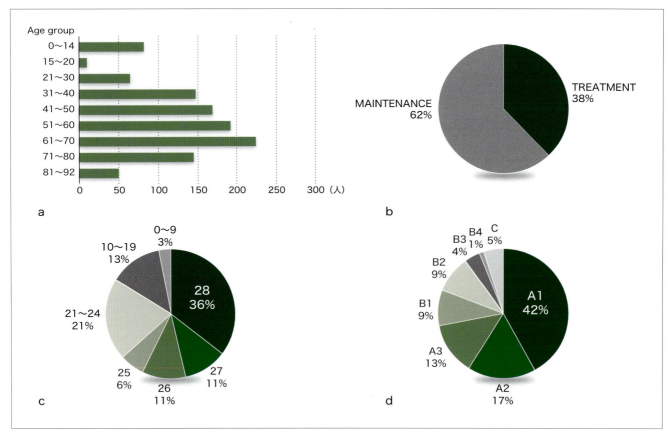

図2 DRC.Hamamatsu 患者実態調査（2015.4）
a：年代別患者分布，b：治療内容内訳，c：残存歯数分布，d：Eichiner's classification

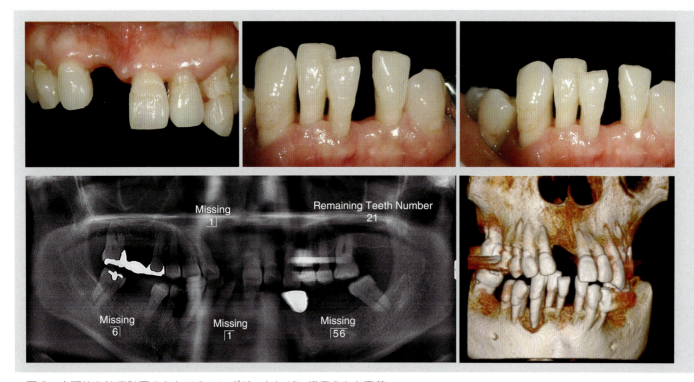

図3 全顎的な治療計画のなかでのコンポジットレジン修復の存在意義
前歯部：コンポジットレジンによるダイレクトブリッジ修復，臼歯部：インプラント補綴．左：術前，右：術後

レジン修復」を自由な発想で臨床活用する状況を「8 CASES」として分類して提示し，残存歯数が増加する患者の口腔内状況にあわせて治療規模をダウンサイズするための強力なオプションとして，再認識していただく機会となれば幸いである．

　日本国内の多くの歯科医師にとっては，さまざまな患者の口腔内状況に合わせ，多くの治療手段の選択肢を患者に示すことが求められている．保険診療の範疇で治療に必要な選択肢を検討した場合でさえ，多くの専門治療分野を横断したさまざまな治療技術の習得・実践が必要となる．

　近年は国内の卒後教育プログラムとしてさまざまな機会が準備されているが，多くの歯科医師にとって過去に大学で行われた学生教育プログラムの内容との間には大きなギャップが存在し，日々の歯科診療で十分な選択肢を患者に準備するためには，われわれ臨床歯科医師が自らの意思で能動的にその機会を得る必要がある．つまり，より高い治療効果が見込める新規材料・治療技術の活用手法は，それぞれの歯科医師が学生時代に受けた教育プログラムの内容と時間経過とともに乖離し，理解・応用が不可能な領域となっている場合もあると考える．最新の卒後教育プログラムに触れる機会の少ない臨床歯科医師にとっては，その情報のアップデートには大きな労力を必要とする状況である．

　時間経過とともに生じたコンポジットレジン修復の活用方法に関する教育プログラム内容の乖離の一例として，「第98回　歯科医師国家試験」に出題された臨床問題を示す（図4）．330問の出題のなかで約50％が配点される臨床問題，保存修復学分野からの出題である1問の臨床問題に注目すると，「前歯部の歯間離開による審美障害への

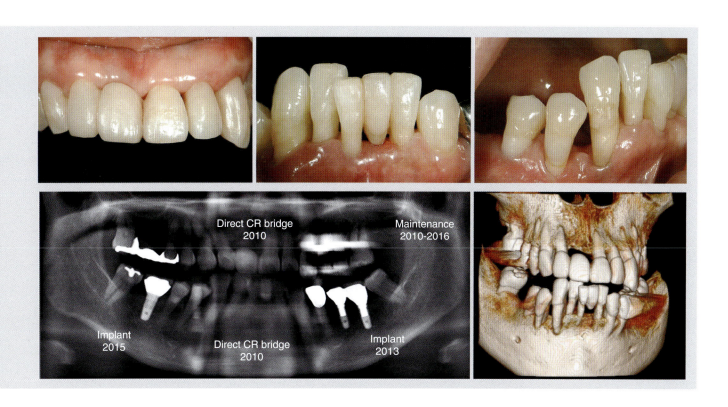

25歳の女性．上顎前歯部の外観不良を主訴として来院した．10年前に正中離開に気付き放置していたが，明日，長期海外出張に出発するため，今日中に直してほしいという．1|1 は電気診に正常に反応する．初診時の口腔内写真とエックス線写真とを別に示す．
適切な処置はどれか．

a　グラスアイオノマーセメント修復
b　コンポジットレジン修復
c　ラミネートベニア修復
d　ポーセレンジャケットクラウン修復
e　レジンジャケットクラウン修復

正解　b

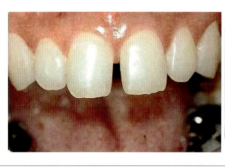
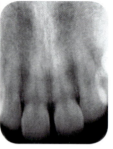

図4　歯科医師国家試験臨床問題

短期的な解決策」を問うている．この臨床問題を作成した国家試験出題委員の保存科担当教授の問題作成意図を推察すると，短期間で審美改善可能な治療手段のなかで，近年の "Minimal Intervention" の歯科治療の潮流を考慮し，また最新の接着修復材料の性能向上を総合的に判断し，「コンポジットレジン修復」を正解とした問題構成であると考えられる．

同様の歯間離開症例へのコンポジットレジン修復を問題のテーマとした出題は，この後の10年間の国家試験でもさらに2回出題され，設問の主題は臨床的な接着操作の技術的内容へと深化している．

毎年，歯科医師国家試験を受験する3,000人以上の受験生は，試験準備の段階でこのような設問に何度も触れ，歯科臨床の現場に踏み出すことになる．この設問で主題となった上顎前歯部の歯間離開へのコンポジットレジン修復による対応方法は，多くの臨床歯科医師にとって決して一般的な内容ではなく，10年以上前に歯科大学を卒業した歯科医師にとって想定される歯科治療手段ではないと考える．

多くの歯科医師は健全歯質の温存を第一に考え，矯正治療の選択肢を最良の内容として示すことが予想される．しかし，矯正治療の場合は即日の審美修復を期待する患者の要求には応えられず，歯科医師の考えるベストな治療と患者が求める治療内容とにズレが生じている．また，矯正治療による前歯部の離開封鎖のみでは全顎的な咬合状態も含めた問題解決には至らない場合も多く，矯正治療専門医の比較的難易度の高い治療を必要とする可能性は高い．つまり，歯科医師として日々遭遇する前歯部に歯間離開が存在

する健全歯列に対し，治療者側の介入のハードルが高く放置されるケースが多いのが現状である．しかし，この10年間に歯科医師国家試験を受験した歯科医師は，試験への準備を通してコンポジットレジン修復による新たな問題解決手段を知識としてインプットし，臨床場面での治療オプションとして患者への臨床応用も可能な状況となっている．

具体的なコンポジットレジン修復による健全歯列での離開部封鎖の重要ポイントを以下に示す（**CASE 5**）．

① 無切削のエナメル質に強固に接着する接着材料の選択と術式の理解
② 隣接面形態再構築のための3次元的なカーブが付与されたプラスチックマトリックスの適切な応用
③ 狭小部位に滑らかに注入して充填可能な高い流動性をもつフロアブルコンポジットレジンの活用

これらの臨床ステップにおける重要事項は，第98回の国家試験問題の出題と前後して歯科臨床に登場してきた新規の歯科治療材料を活用した新しい概念の治療技術である．これらの内容に触れた歯科医師にとっては非常に低侵襲で安全，さらに審美的で即効性の高い問題解決手段となるが，それ以外の歯科医師にとっては，具体的な臨床術式をイメージすることは困難であると考える．既成概念にとらわれない，新たなコンポジットレジン修復への発想転換が必要である．

筆者は幸いにも，歯科大学卒業後の最初の臨床研修プログラムとして，東京医科歯科大学大学院の田上順次教授の下で接着修復に関する研究指導と歯科臨床研修とを受けることができた．この期間は，後述する多くの歯科臨床場面でのさまざまな接着修復材料の臨床応用について学ぶ機会となり，最新の研究成果に裏付けられた革新的なコンポジットレジン修復の活用場面に数多く触れることができた．この期間を経て開業歯科医師としての15年間の臨床を経験し，大学研究機関から提供される最新の研究成果を臨床治療に即応用可能な情報へと変換し，臨床術式の整理と使用器材の選択基準とを明確化することで，ハイアベレージな接着修復臨床を広く患者に提供するシステム構築の重要性を強く感じている．

DRC.Hamamatsuでは，この田上順次教授の理念に基づいてコンポジットレジン修復を低侵襲な即日審美修復方法としてとらえ，上記「離開歯列への修復」を含めた多くの臨床状況での積極的な臨床応用を提案し，少数歯単位での問題解決が求められる多くの潜在患者に対応するための卒後研修プログラムを提供している．

このコンポジットレジン修復に関する卒後研修プログラムを通して，「8 CASES」の臨床活用に必要な接着修復への基本情報の整理，シンプルに規格化した術式の解説と実習，日常の歯科臨床への導入手法と経営的解釈など，患者が希望する治療手段を歯科医師が自身の治療オプションとして自信をもって示すための準備が可能である．本書では，この卒後研修プログラムを修了した歯科医師が各歯科医院での臨床活用を症例報告として提示し，それぞれの臨床解釈と術式のアレンジにより徐々に幅が広がっていくコンポジットレジン修復の無限の可能性を模索していきたいと考えている．

CASE 1　根管治療終了後の大規模1級窩洞への充填操作

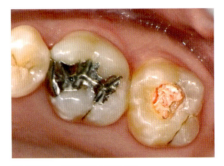
① 術前・根管治療終了後

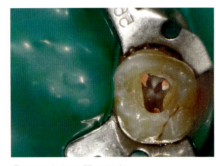
② 髄床底象牙質の露出

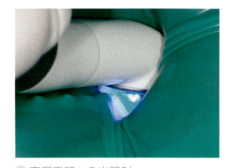
③ 窩洞底部への光照射

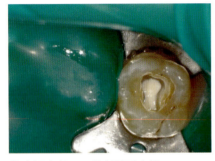
④ 窩洞底部への分割積層充填

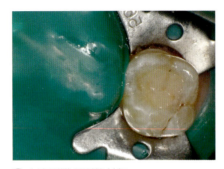
⑤ 小窩裂溝の形態付与

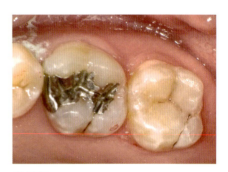
⑥ 術後

CASE 2　隣在歯の健全歯質保護に配慮した2級窩洞への充填操作

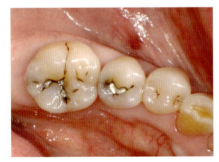
① 術前

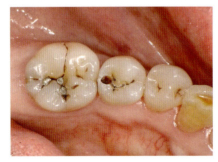
② 隣接面部初期う蝕へのアプローチ

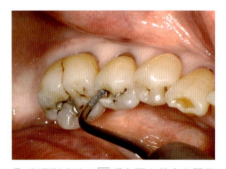
③ 窩洞形成時の6｜近心面の健全歯質保護

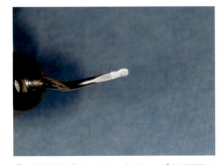
④ 半球状ダイヤモンドチップの背面には非切削の表面性状を付与

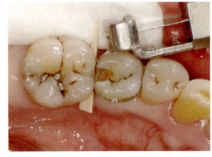
⑤ トッフルマイヤータイプのマトリックスシステム設置

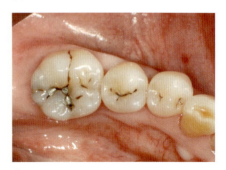
⑥ 術後

CASE 3　根管治療終了後の大規模2級窩洞への充填操作

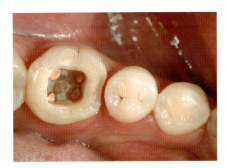

① 術前・根管治療終了後

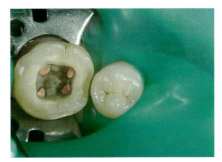

② 髄床底象牙質の露出

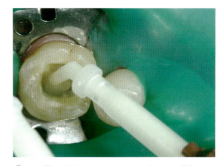

③ 窩洞底部へのデュアルキュア型コンポジットレジン充填

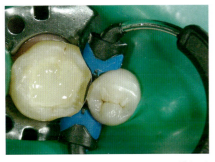

④ 3Dメタルマトリックスとリングタイプリテーナーの装着

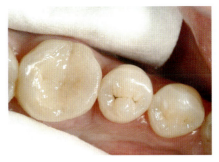

⑤ エナメルシェードレジンへの咬合面形態の付与

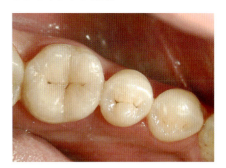

⑥ 術後

CASE 4　小規模破折歯への即日審美充填操作

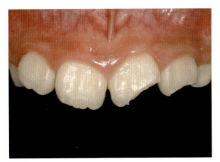

① 術前

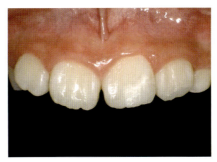

② 仮充填

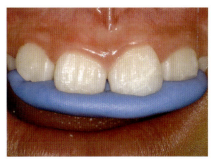

③ シリコーンガイドの製作

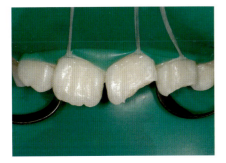

④ ストレートベベルの付与

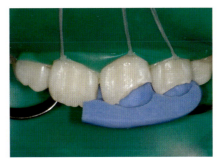

⑤ シリコーンガイドの試適

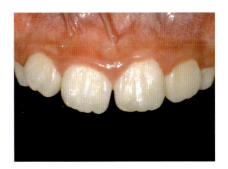

⑥ 術後

CASE 5　小規模歯間離開歯列へのフロアブルタイプコンポジットレジン有効活用

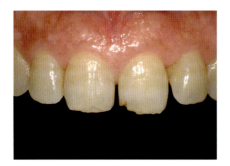
① 術前

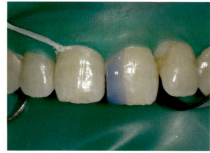
② 無切削エナメル質へのリン酸エッチング処理

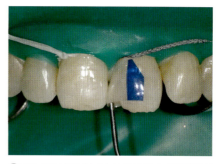
③ 3Dクリアマトリックス内へのフロアブルレジン充填

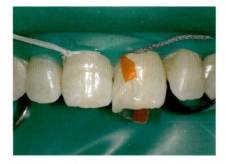
④ 隣接面接触点の再構築

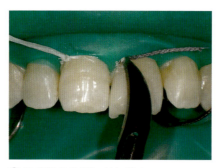
⑤ 充填後の余剰レジン除去

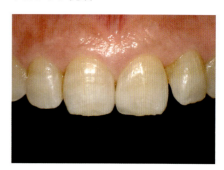
⑥ 術後

CASE 6　テトラサイクリン変色歯へのダイレクトベニア修復

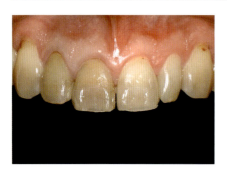
① 術前

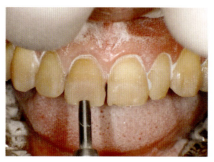
② 歯面清掃およびサンドブラスト処理

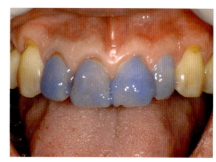
③ リン酸エッチング処理

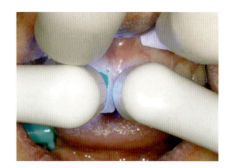
④ ボンディング処理後の光照射

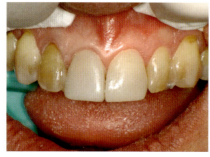
⑤ 1|1 唇面全体へのオペーク系レジンの充填操作

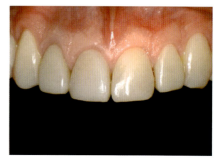
⑥ 術後

CASE 7-1　適合不良補綴物への即日ダイレクトクラウン修復

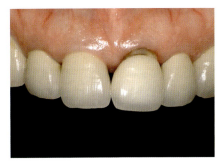

① 術前

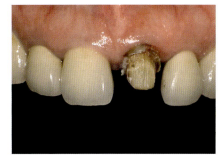

② 適合不良補綴物の除去

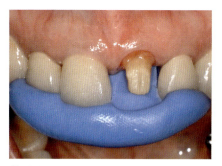

③ 感染象牙質の除去

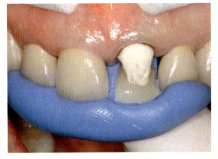

④ シリコーンガイド上での口蓋側面の充填操作

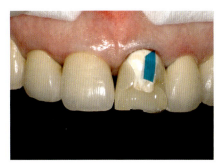

⑤ 隣接面接触点の再構築

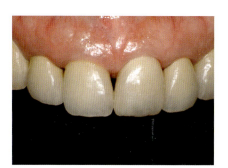

⑥ 術後

CASE 7-2　ワックスアップ模型を有効活用した直接歯冠形態回復

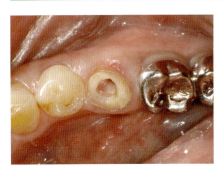

① 術前・根管治療終了後

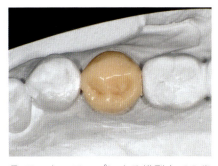

② ワックスアップによる模型上での歯冠形態回復

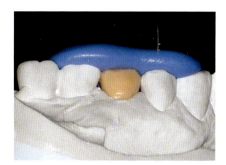

③ シリコーンガイドの製作

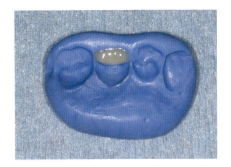

④ シリコーンガイド上でのフロアブルレジン充填

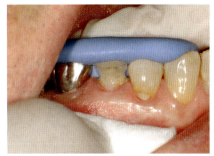

⑤ シリコーンガイドを活用した口腔内での歯冠形態回復

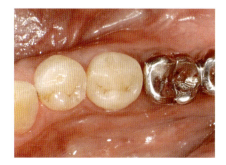

⑥ 術後

CASE 8-1　前歯部欠損歯列へのダイレクトブリッジ修復

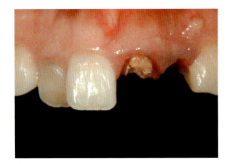

① 術前

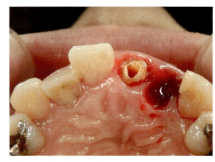

② |2 歯根破折により抜歯

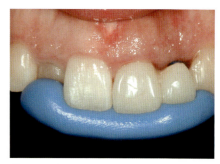

③ テンポラリークラウン装着・シリコーンガイド製作

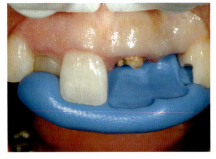

④ シリコーンガイドの試適

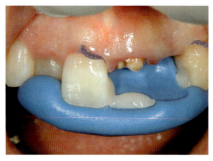

⑤ 口蓋側面および切縁部分の充填操作

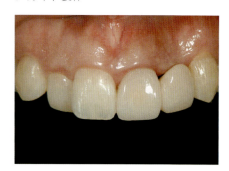

⑥ 術後

CASE 8-2　臼歯部欠損歯列へのダイレクトブリッジ修復

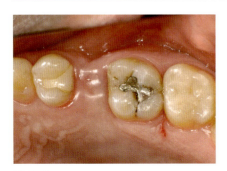

① 術前

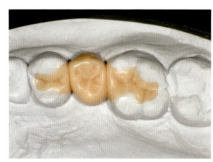

② ワックスアップによる模型上での歯冠形態回復

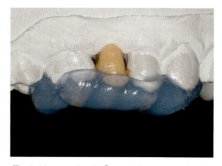

③ クリアータイプのシリコーンガイド製作

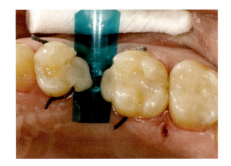

④ 3Dクリアマトリックスを活用したブリッジポンティックの基底面製作

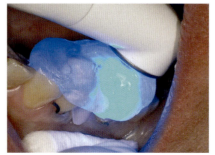

⑤ クリアーシリコーンガイド上での充填操作

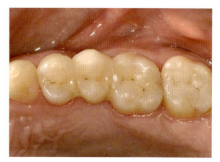

⑥ 術後

CASE 1 | 臼歯部1級修復

若年者の原発性う蝕への低侵襲対応
（小規模 臼歯部1級修復）

　コンポジットレジン修復「CASE 1」として，臼歯部1級修復の臨床ステップに注目する．三大不潔域と呼ばれる「小窩裂溝・隣接面・歯頸部」のなかで，若年者の萌出まもない永久歯で最も高頻度にう蝕処置介入が行われる部位が咬合面の小窩裂溝である．

　若年者の小窩裂溝部に発症するう蝕は急性う蝕として短期間に進行し，エナメル-象牙境への到達により細菌感染領域は側方にも拡大する．この進行形態に沿って感染歯質の除去を行った場合には，内開き形態のアンダーカットが大量に存在する窩洞形態となり，昨今の光重合型コンポジットレジン修復での接着材料および充填材料への光照射の観点から，不利な条件が形成される可能性も高い．その点からも若年者における初期う蝕治療への介入時期は非常に重要であり，外観からは予測困難な状況でもある程度正確にう蝕進行領域を把握し，大規模な内開き形態の窩洞形成が必要ない段階でのMI治療が基本的なスタンスとなる．

　本症例では，臼歯部咬合面小窩裂溝部における初期う蝕の治療前診断に，低出力の半導体レーザーを利用した光学式う蝕検出装置を活用した．

　この診査方法の導入により，X線診査では判定困難な小規模う蝕を，非破壊的で客観性の高い診査方法によって検出可能となった[1]．小窩裂溝部の初期う蝕では治療介入の時期を判断することが大変重要であり，自覚症状のない患者に対し象牙質脱灰の進行程度を理解しやすい数値で説明可能である点も，若年者での臨床活用のメリットであると考える．

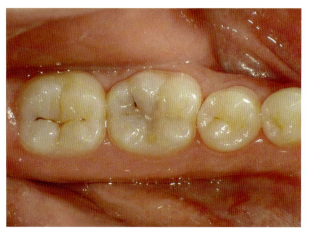

1-1 術前．小窩裂溝に原発した初期う蝕．19歳，男性

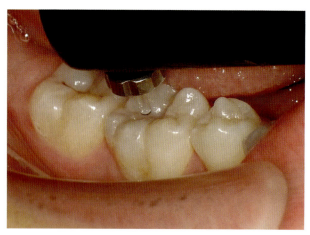

1-2 ダイアグノデント ペンによるう蝕の診査．測定値は46で切削治療が必要

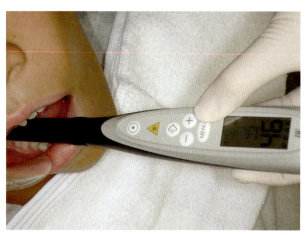

1-3 診査結果は00〜99までの数値でデジタル表示され，客観性が高い

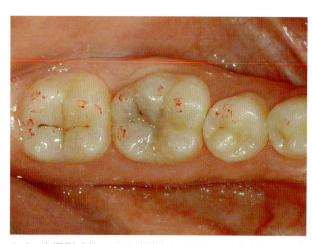

1-4 窩洞形成前に咬合接触点を確認し，窩洞外形の設定時に考慮する

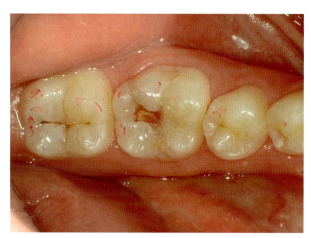

1-5 ダイヤモンドバーによるエナメル質切削で窩洞外形を設定

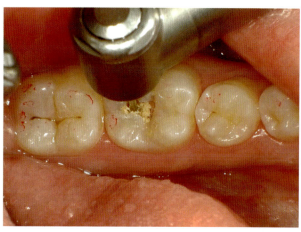

1-6 ステンレスラウンドバーを超低速・無注水で使用し感染象牙質を除去

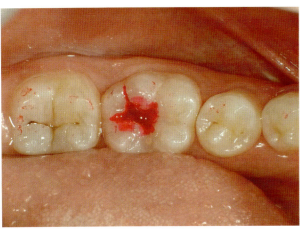

1-7 う蝕検知液による染色

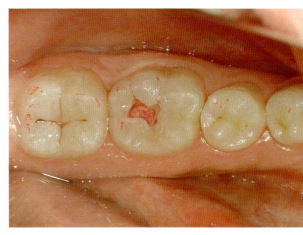

1-8 10秒間放置して水洗・乾燥

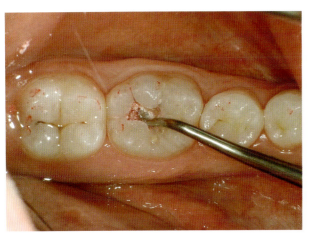

1-9 スプーンエキスカベータでの染色部分の削除

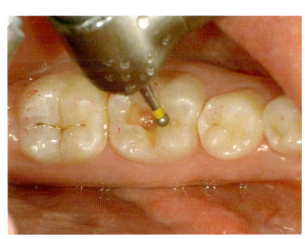

1-10 スーパーファインのダイヤモンドポイントによる窩縁部の仕上げ

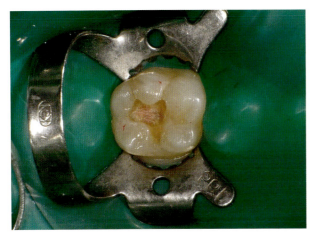

1-11 窩洞形成の終了

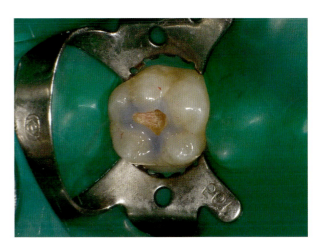

1-12 窩縁部エナメル質へのリン酸エッチング処理

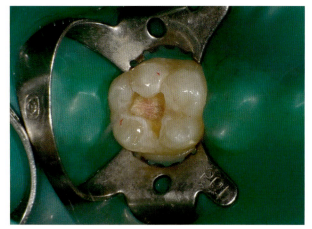

1-13 水洗・乾燥

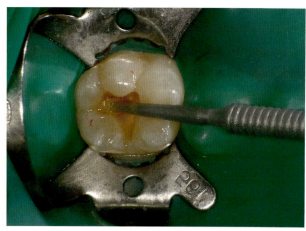

1-14 セルフエッチングプライマー（メガボンド2）の塗布

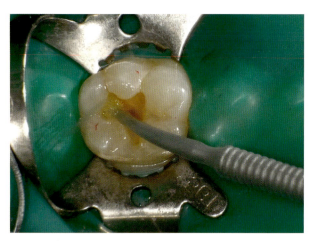

1-15 ボンディング材の塗布

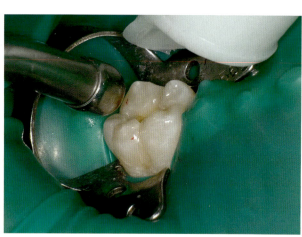

1-16 バキューム吸引を行いながらエアブロー

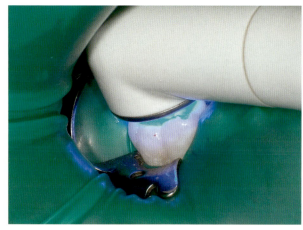

1-17 窩洞底部への光到達を意識して光照射器を可能なかぎり近づける

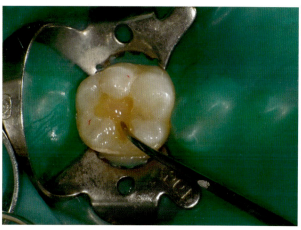

1-18 積層充填の第1層目．窩洞底部へのフロアブルレジン塗布・充填

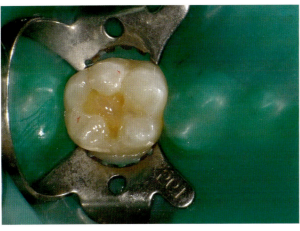

1-19 積層充填の第2層目．フロアブルレジン充填

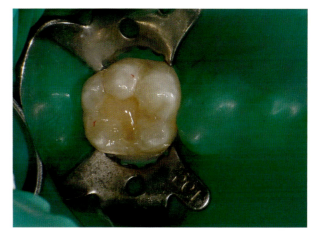

1-20 積層充填の第3層目．フロアブルレジン充填

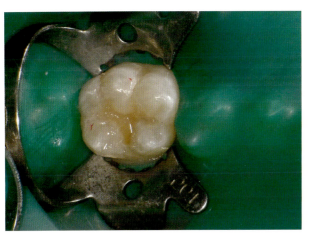

1-21 頬側咬頭へのエナメルシェードレジン充填

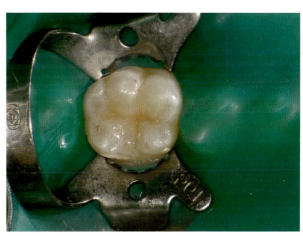

1-22 舌側咬頭へのエナメルシェードレジン充填

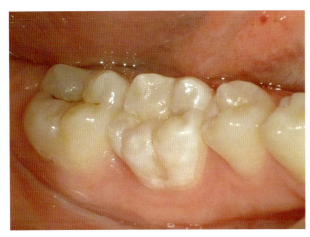

1-23 充填操作の完了

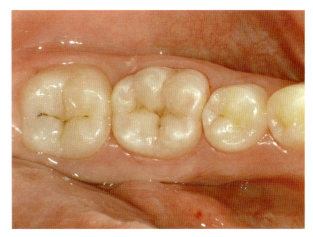

1-24 術後

使用材料

① エッチング材：K エッチャント シリンジ（クラレノリタケデンタル）
② ボンディング材：クリアフィル メガボンド 2（クラレノリタケデンタル）
③ コンポジットレジン：クリアフィル マジェスティー ES フロー（High・Low）：A2・ES-2：A2（クラレノリタケデンタル）
④ 色調調整材：ナノコートカラー A プラス（GC）

MATERIAL CHECK!

ダイアグノデント ペン（モリタ）

　小窩裂溝部における初期う蝕判定が最も有効な活用場面であるが，隣接面初期う蝕判定用のオプションも用意されている．ペンタイプの検出装置本体とリモートディスプレイとが連動，検出結果を 2 桁の数値と音とで判定し，治療介入時の必要性を患者にわかりやすく伝えることができる．健全歯質への侵襲もなく簡便な検査方法ではあるが，検査部位から唾液・プラーク・歯石などを確実に排除して検査精度を向上させることが重要である．

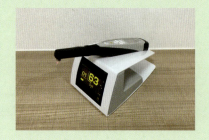

ダイアグノデント ペンの測定値と臨床の対応

裂溝，平滑面	隣接面		診断～治療
0 ～ 12	0 ～ 7	健全歯	歯科医師・歯科衛生士による歯面清掃（PMTC）
13 ～ 24	8 ～ 15	エナメル質う蝕	フッ化物塗布を伴う積極的PMTCと経過観察，最小限の侵襲的治療，う蝕のリスク因子検討
> 25	> 16	象牙質う蝕	最小限の侵襲的治療と積極的PMTC

Dr. Lussi, University of Bern, Switzerland（KaVo 社提供）

残存歯質量豊富な根管治療終了歯への低侵襲対応
（大規模 臼歯部 1 級修復）

　小窩裂溝部の急性う蝕が原因で抜髄処置に至った若年者の大臼歯に対する修復処置．根管治療終了時点での残存歯質量が豊富で，機能咬頭を含む咬合支持点も温存されている．抜髄処置によって空洞化した髄腔内を支台築造材料により閉鎖し，歯冠全体をフルカバー形態で補綴処置することには躊躇する残存歯質の状況である．

　本症例では，歯髄腔内の根管充填材料を徹底除去して根管口部以外の象牙質表面を確実に露出させ，光重合タイプ接着材の被着面積を最大化することが重要である．また，修復窩洞は大規模な 1 級窩洞の形態となり，重合収縮応力の影響によるコントラクションギャップ発生のリスクはきわめて高い[2]．細かく分割した積層充填により，重合収縮応力の発現を最小化する必要がある．また，窩洞開口部から髄床底部までの距離は1.0cm程度あり，光照射に関しても距離による光強度の減衰に配慮する必要がある．照射器による光進行特性を把握し，窩洞深部まである程度の光強度を保つことが可能な照射器を採用することが重要である．

　本症例では，1.0cm 程度離れていても約 60％の照射光強度を維持する，高出力 LED 光照射器「ペンキュアー 2000」を使用し[3]，照射時間も延長して対応した．残存歯質との接着による一体化を実現したコンポジットレジンは弾性係数も象牙質と近似しており，失活歯への修復として破折リスクは比較的少ないと考える．

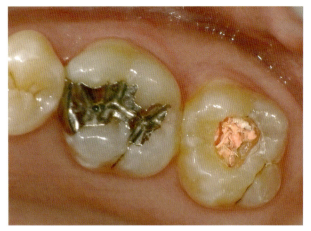

2-1 術前．根管治療終了後．24歳，男性

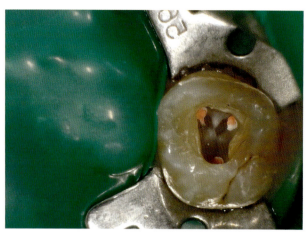

2-2 根管充填材料の除去．髄床底象牙質を露出させて接着環境を整備

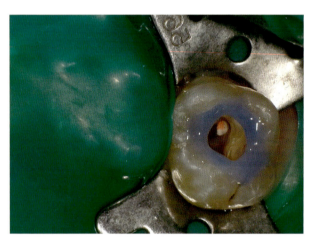

2-3 窩縁部エナメル質へのリン酸エッチング処理

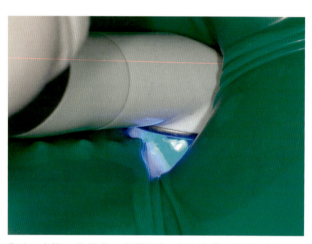

2-4 水洗・乾燥後，接着操作（メガボンド2）を行い，光照射

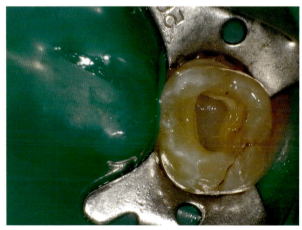

2-5 積層充填の第1層目．窩洞底部へのフロアブルレジン塗布・充填

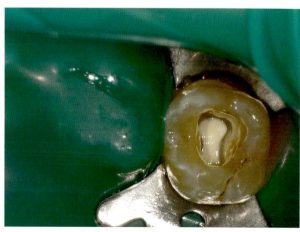

2-6 積層充填の第2層目．識別性の高いオペーク色レジンを充填

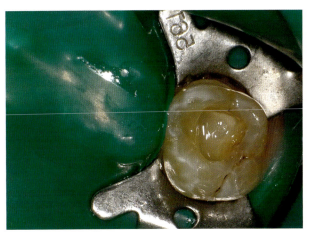

2-7 積層充填の第3層目．デンティンシェードレジンを充填

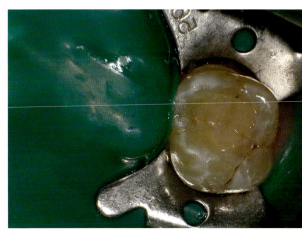

2-8 最終外層としてのエナメルシェードレジンの充填，小窩裂溝の設定

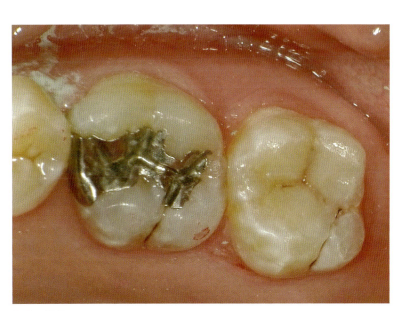

2-9 術後

使用材料

① ボンディング材：クリアフィル メガボンド 2（クラレノリタケデンタル）
② コンポジットレジン：クリアフィル ES フロー（High・Low）：A2・ES-2 Premium：A2E（クラレノリタケデンタル）
　　　　　　　　　　ビューティフル オペーカー LO（松風）
③ 色調調整材：セシード N カラーコート A＋（クラレノリタケデンタル）

小児う蝕治療への適切な器材選択と短時間対応
（小規模 乳臼歯部1級修復）

　小児の乳臼歯に対する1級修復処置．旧修復材料下の比較的小規模なう蝕治療であり，患者の年齢を考えると短時間で確実な処置を必要とする症例．

　確実な接着操作を実現するためには小児の下顎臼歯部修復ではラバーダム防湿がきわめて有効であり，その効果を享受したうえで可能なかぎり短時間での修復操作を心がける必要がある．乳臼歯の今後の使用期間を考慮すると，永久歯におけるコンポジットレジン修復と同等の長期耐久性を要求する必要はなく，簡便な操作で一定期間の機能・審美を担保することが目標となる．この意味から，歯質に対する処理時間がきわめて短くても比較的高い接着強度を実現するワンステップタイプ接着材や，簡便な充填操作でも短時間で機能的形態が再現可能なフロアブルレジンの活用は大きなアドバンテージとなる．

　フロアブルレジンの流動性や色調の選択肢は広がり，本症例では形態付与性に優れ，また乳歯特有の乳白色の歯質色調に適合するシェードを再現したフロアブルレジンを選択して使用した．

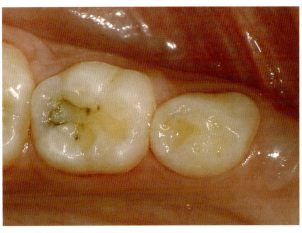
3-1 術前. 9歳, 男子

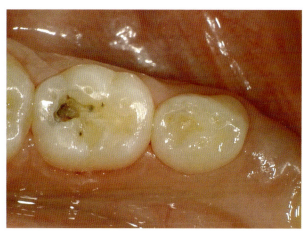
3-2 旧修復材料の除去

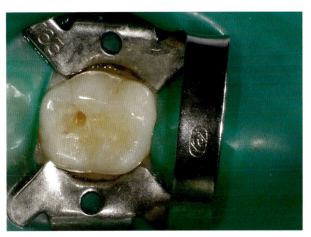
3-3 感染象牙質の除去, および窩洞形成の完了

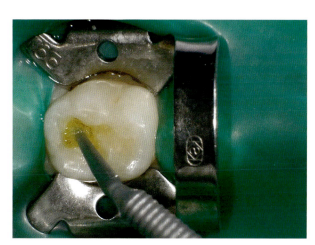
3-4 接着操作 (ユニバーサルボンド Quick)

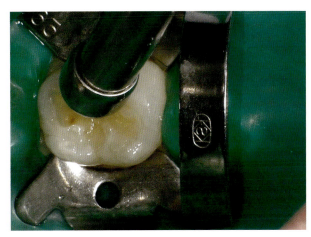
3-5 確実なエアブローにより高い接着力を実現

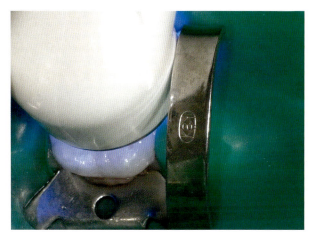
3-6 高出力 LED 光照射器により 3 秒間の短時間光照射

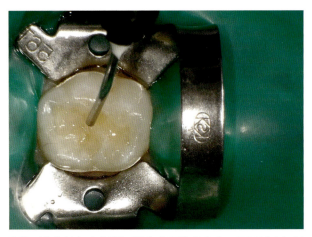

3-7 乳歯特有の色調に適合する乳歯色のフロアブルレジンを充填

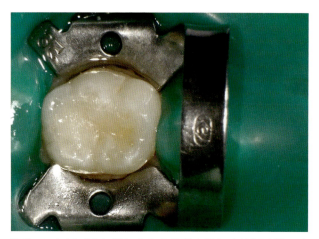

3-8 フロアブルレジンのみの分割充填により短時間で充填操作を完了

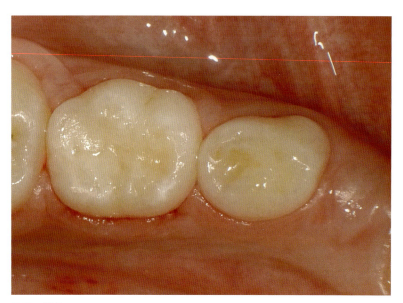

3-9 術後

使用材料
① ボンディング材：クリアフィル ユニバーサルボンド Quick（クラレノリタケデンタル）
② コンポジットレジン：クリアフィル ES フロー（Low）W 乳歯色（クラレノリタケデンタル）

MATERIAL CHECK!

クリアフィル ユニバーサルボンド Quick ER（クラレノリタケデンタル）

　ワンステップタイプのボンディング材として，歯質への塗布後の待ち時間が必要ない超短時間処理タイプであり，そのうえで高い歯質接着性を実現している．歯面塗布後の処理時間を0秒・3秒・10秒と変化させて行われた牛歯への接着試験でも，時間短縮による接着力低下はきわめて小規模であり，接着阻害因子（呼気・唾液・滲出液・血液）との接触リスク低減のメリットを十分に期待できる．

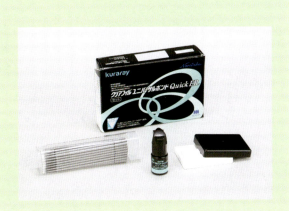
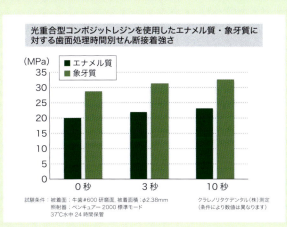

文献

1) Lussi A, Megert B, Longbottom C, Reich E, Francescut P. Clinical performance of a laser fluorescence device for detection of occlusal caries lesions. Eur J Oral Sci. 2001；109(1)：14-19.
2) Chikawa H, Inai N, Cho E, Kishikawa R, Otsuki M, Foxton RM, Tagami J. Effect of incremental filling technique on adhesion of light-cured resin composite to cavity floor. Dent Mater J. 2006；25(3)：503-508.
3) Ogisu S, Kishikawa R, Sadr A, Matoba K, Inai N, Otsuki M, Tagami J. Effect of convergent light-irradiation on microtensile bond strength of resin composite to dentin. Int Chin J Dent. 2009；9：45-53.

CASE PRESENTATION

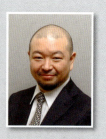

三木仁志　Hitoshi Miki
大阪市・はばら歯科

　63歳，女性．HbA1c7.9で療養管理中．糖尿病と歯周病との関連を意識した全顎的な歯周治療および現補綴修復物の審美・機能再修復を希望され来院．中高年女性の審美改善処置希望のニーズに対する治療のプライオリティとして，6|部の即日修復可能なコンポジットレジン充填を第一選択とし治療を開始した．

　6|の1級修復症例．裂溝部のダイアグノデントペン検査値は65．アマルガム下の二次う蝕をカリエスディテクター（クラレノリタケデンタル）で染色した後，超低速CAおよびカーバイドバー（コメット）を用いて無注水下で除去．ベベル付与，リン酸セレクティブエッチング（ゲルエッチャント，Kerr）を行い，続いて2ステップ接着材（メガボンド2，クラレノリタケデンタル）による表面処理後，ハイパワー光照射器（ペンキュアー2000，モリタ）で十分に照射した．

　フロアブルレジン（ESフローHighA2，クラレノリタケデンタル）を用いて窩洞最深部に薄く流し込むライニング作業の後，ペーストタイプのレジン（ES2 A3）を専用の充填器（GDSポステリア，トクヤマデンタル）で填入．屈曲させたプラスチックブラシ（ユニブラシ4，松風）で撫でならすように残存天然歯との移行形態を付与．さらに先端の形状が特徴的なインスツルメント（レジン充填形成器TMDU型タイプ2，YDM）とブラシの交互利用で裂溝部の表情をつけていく．

　咬合面の解剖学的形態付与に関しては，参考模型を側に設置しヴィジュアルフィードバックが有効なアシストとなっている．少量のフロアブルレジン（ESフローSuperLow XW，クラレノリタケデンタル）をさらに細い先端のインスツルメント（フロアブルアート，トクヤマデンタル）の先端にのせ，咬頭傾斜の立ちあがりに薄く付与し充填完了．カーボランダムポイントとシリコーンポイントで研磨し終了．術後，治療操作ステップごとの口腔内写真（アイスペシャル，松風）を確認いただき治療終了．引き続き，後方|7全部鋳造冠の審美再修復を希望された．

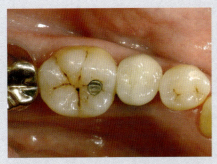
図1 術前．裂溝部のう蝕を探知（ダイアグノデント ペン）

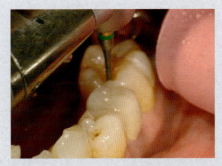
図2 超低速CAを使用し，無注水でアマルガム下の感染象牙質を除去

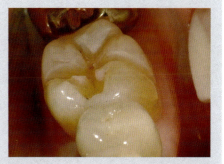
図3 リン酸（ゲルエッチャント）にてセレクティブエッチング

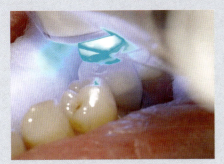
図4 表面処理後に十分な光照射（ペンキュアー2000）

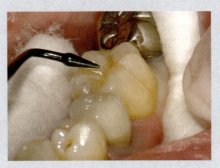
図5 フロアブルレジンのライニング後にペーストレジンを填入し，形態付与

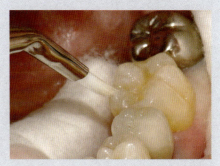
図6 専用ブラシ（ユニブラシ4）で撫でてならすように形態修正

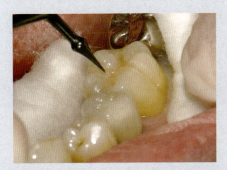
図7 インスツルメントでなぞるように裂溝形態を付与

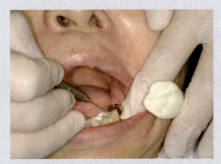
図8 参考模型歯のビジュアルフィードバック

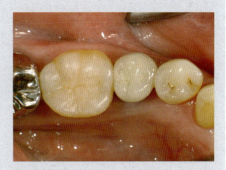
図9 術後

臨床 CHECK POINT!

　臼歯部の咬合面形態再現のために複数の充填器を駆使し，解剖学的な咬頭・裂溝の形態が忠実に再現されている．臼歯部用充填器を使用した咬合面形態の概形設定，プラスチックブラシを活用した残存歯質との移行的な表面形態の整備，さらに微細な先端形状の充填器を使用した小窩裂溝形態の仕上げなど，見本となる模型歯を身近に確認可能な状況で大変丁寧な修復操作が行われている．

　術後の口腔内写真からは，天然歯の機能的な咬合面形態の再構築が達成された状況が確認できる．

（田代浩史）

CASE 2 | 小規模臼歯部 2 級修復

臼歯隣接面部の原発性う蝕への低侵襲対応

　コンポジットレジン修復「CASE 2」として，小規模臼歯部 2 級修復の臨床ステップに注目する．臼歯部に原発する隣接面う蝕では，初期の臨床対応（う蝕除去範囲の決定，修復補助器材の選択，接着修復の精度）がその後の患歯の健康寿命を決定すると言っても過言ではない．う蝕原因菌の産生する酸の影響でエナメル質が脱灰・崩壊した状況で，臼歯部の咬合力負担に耐えうる強度，歯髄組織直結の象牙質構造を被覆・補強する歯質接着性，欠損部位を健全歯質から移行的に復元可能な審美性，これらの要件を同時に満たすコンポジットレジン修復の特徴を最大限に生かす臨床ステップを実現する必要がある．

　現時点では臼歯部隣接面う蝕の修復方法選択に関する臨床感覚は，歯科医師間で大きく異なり，接着・非接着を問わず間接修復を第一選択とする傾向が依然として強いと感じる．特に日本特有の歯科医療保険制度の影響は大きく，小規模な原発性う蝕へのメタルインレー修復適応に代表される，修復の方法論先行の健全歯質削除が行われてきた現実がある．

　金属修復材料を使用した非接着性修復の窩洞内での保持機構を考えれば，修復材料主体の窩洞形成理論が必要であった歴史は否定できない．しかし，コンポジットレジン修復材料の進化により修復理論の転換が起こった現代の歯科臨床においては，新規接着システムを有効活用した修復ステップの遂行が患者利益に直結することは，多くの歯科医師が実感していると考える．

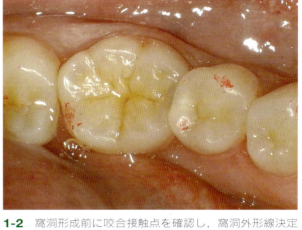

1-1 術前．「5遠心部隣接面に原発した初期う蝕．34歳，男性

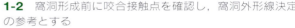

1-2 窩洞形成前に咬合接触点を確認し，窩洞外形線決定の参考とする

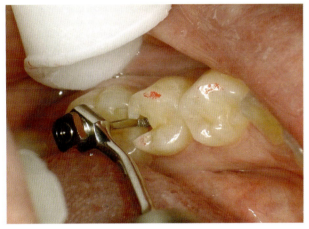

1-3 う窩の開拡，隣接面部の感染象牙質除去．隣在歯の健全歯質保護に注意

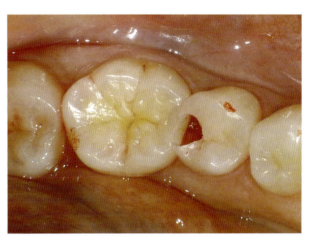

1-4 う蝕検知液による染色．感染象牙質の除去完了

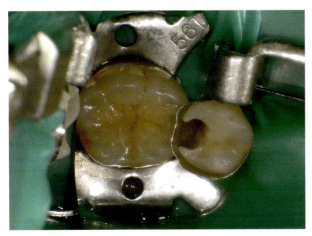

1-5 トッフルマイヤータイプのマトリックスシステムを装着

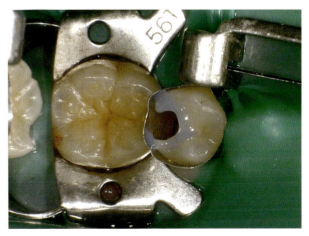

1-6 窩縁部エナメル質へのリン酸エッチング処理

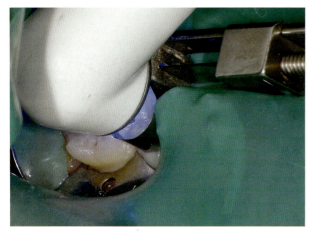

1-7 ボンディング処理後の光照射．可能なかぎり照射器のヘッドを近づける

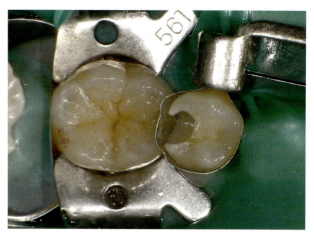

1-8 フロアブルレジンによる窩洞底部のコーティングで重合収縮応力を緩和

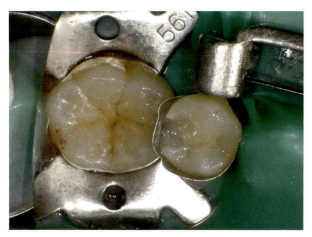

1-9 分割積層充填により，窩洞内全体の均一な重合硬化

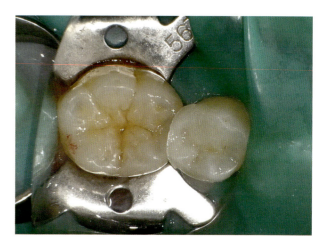

1-10 積層充填操作の完了

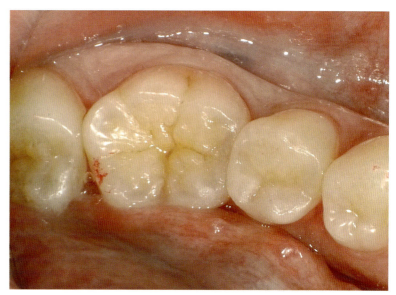

1-11 積層充填操作の完了

使用材料
① エッチング材：K エッチャント シリンジ（クラレノリタケデンタル）
② ボンディング材：クリアフィル メガボンド 2（クラレノリタケデンタル）
③ コンポジットレジン： クリアフィル マジェスティ ES フロー（Low）：A2（クラレノリタケデンタル）
　　　　　　　　　　　クリアフィル マジェスティ ES-2：A2（クラレノリタケデンタル）

患者説明用資料（コンポジットレジン修復とメタルインレー修復との比較）

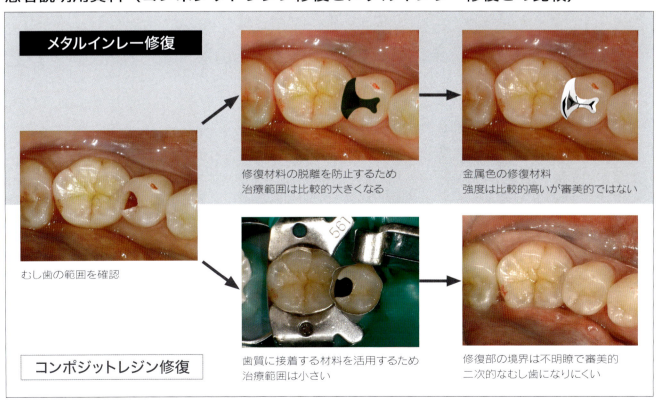

MATERIAL CHECK!

クリアフィル マジェスティ ES フロー（クラレノリタケデンタル）

　流動性の異なる3タイプ（High・Low・Super Low）から，用途に合わせて選択可能なフロアブルコンポジットレジン．「サブミクロンガラスフィラー」と「クラスターフィラー」で構成され，硬化後の表面性状は均一で研磨性が高い．高い流動性で窩洞細部に均一に注入充填可能なHighフロータイプ，絶妙な流動性と表面張力とできわめて操作性が高いLowフロータイプ，流動性を保ちながらも自立して形態付与可能なSuper Lowタイプ，いずれも硬化体の強度や耐摩耗性には大きな差がなく，優れた機械的強度を共有している．

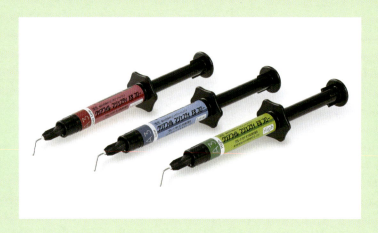

クリアフィル マジェスティ ES フローとクリアフィル AP-X との機械的強度の比較

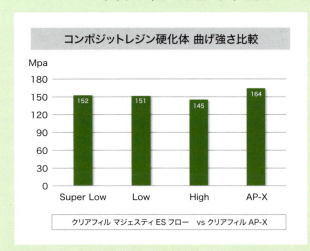

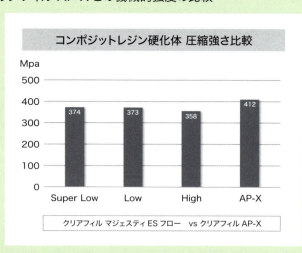

適切なマトリックスシステムの選択

　コンポジットレジン2級修復の窩洞形態の特徴として，三大不潔域に対する予防拡大の理論を適応する必要がなく，健全歯質を必要以上に削除しない低侵襲性があげられる．また，残存歯質と強固に接着して脆弱な歯質を補強する特徴をもち，感染象牙質の除去により生じた遊離エナメル質を可及的に保存して，修復用のマトリックスシステム設置を容易にすることも可能である．

　臼歯部の隣接面接触点に原発したう蝕病巣を限局的に削除することで隅角部歯質が温存され，シンプルで比較的安価な隔壁装置（トッフルマイヤータイプ マトリックスシステム）でも，隣在歯との隣接面接触関係の再構築が容易に達成される．ウッドウェッジの挿入により歯根膜厚さの許容範囲内で歯間分離が可能となり，メタルマトリックスの厚さ約30μmは補償され，修復後の歯間離開距離が食片圧入など機能的な問題となる状況は回避できる．

　X線診査によりう蝕進行範囲をある程度把握し，使用するマトリックスシステムを事前に想定して窩洞形成を行うことで，難易度の高い2級コンポジットレジン修復をスケールダウンすることができる．コンポジットレジン直接修復へのハードルを下げて間接修復への移行を回避することで，日本国内の歯科治療で使用される金属修復材料を劇的に減少可能であると考える．

　確実な接着操作で象牙質表面がコンポジットレジンにより強固に保護され，長期的にも二次う蝕発生時の修復規模拡大を最小限に食い止める効果が期待できる．

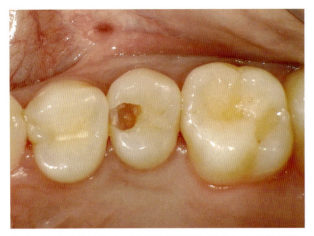

2-1 う窩の開拡後．|5 近心隣接面部に原発したう蝕病巣．32歳，女性

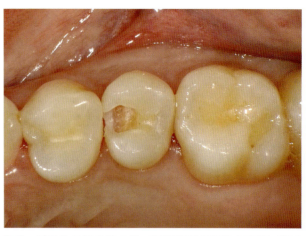

2-2 感染象牙質の除去後．隔壁装置の種類を事前に選定し，窩洞外形を設定

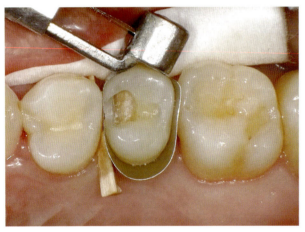

2-3 トッフルマイヤータイプのマトリックスシステムを設置．ウッドウェッジ併用

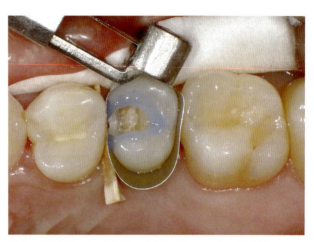

2-4 窩縁部エナメル質へのリン酸エッチング処理

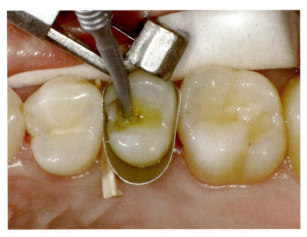

2-5 象牙質へのワンステップタイプ接着材の塗布

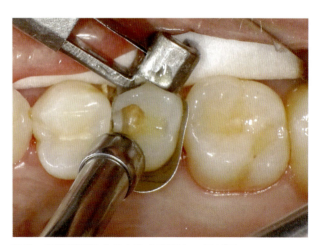

2-6 有機溶媒除去のための確実なエアブロー

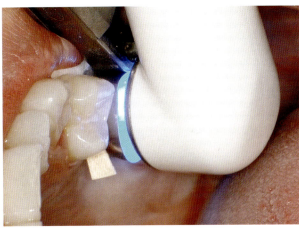

2-7 ボンディング処理後の光照射．可能なかぎり照射器のヘッドを近づける

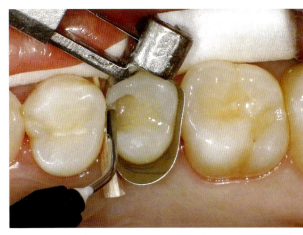

2-8 フロアブルレジンによる窩洞底部のコーティングで重合収縮応力を緩和

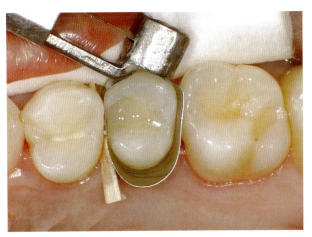

2-9 フロアブルレジンによる隣接面部の充填操作

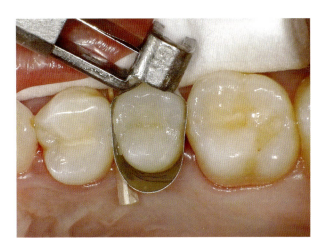

2-10 積層充填操作の完了

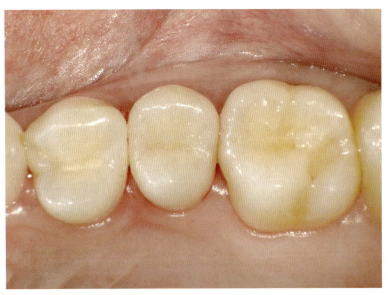

2-11 術後

使用材料

① エッチング材：K エッチャント シリンジ（クラレノリタケデンタル）
② ボンディング材：クリアフィル ユニバーサルボンド Quick（クラレノリタケデンタル）
③ コンポジットレジン：クリアフィル マジェスティ ES フロー（High）：A2（クラレノリタケデンタル）
　　　　　　　　　　クリアフィル マジェスティ ES-2：A2（クラレノリタケデンタル）

MATERIAL CHECK!

マトリックスリテーナーセット（YDM）

　コンポジットレジン充填時の隣接面用マトリックスシステム．マトリックスバンドには三次元的豊隆は付与されておらず，平面的な隣接面形態の再現が可能．隣在歯との離開距離が小さく，3D マトリックスの挿入が困難な場面で活躍する．
　バンドの厚さは 30μm で隣接面接触点の緊密な回復が可能．同時に窩洞内部と周辺組織とを隔絶し，唾液や血液の侵入を防止して接着環境を整えることができる．

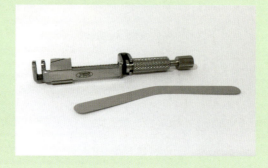

低侵襲性を最優先した窩洞形成器具の選択

　歯間部隣接面う蝕への初期治療介入時，隣接する健全歯エナメル質への誤切削回避は重要な課題である．隣在歯が近接した狭小部位での感染歯質除去は，術者が経験的に獲得した繊細な治療技術にのみ依存して行われるべきではなく，治療部位により細分化された専用の治療器材を有効活用して低侵襲性を最優先することが重要であると考える．

　う窩の開拡にはMI治療用のダイヤモンドポイント，隣接面部の窩洞形成には初期う蝕除去用の半球状エアースケーラーチップ，感染象牙質の選択的除去にはう蝕検知液と手用切削器具（スプーンエキスカベータ）など，用途に特化した機能・形状を備えた窩洞形成器材の選択が効果的である．

　専用器材の準備・活用は修復治療行程を一見煩雑な印象に変化させるが，日常臨床で最も高い頻度で繰り返される定型的な修復操作において，健全歯質への誤切削・過剰切削のストレスを減少させるルーティンの手法を確立することは，意義があると考える．

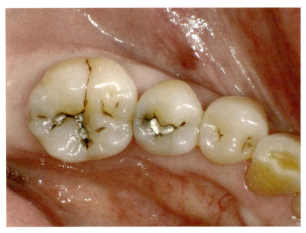

3-1 術前．|5 遠心隣接面部に原発したう蝕病巣．54歳，男性

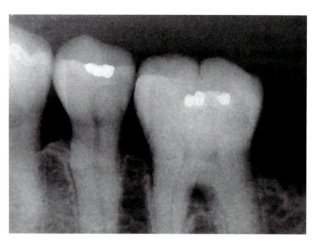

3-2 X線診査．隣接面部のう蝕病巣の範囲は限局的

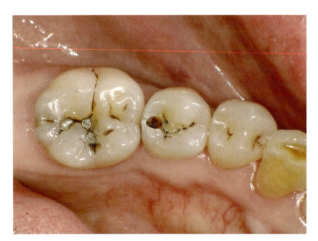

3-3 MIダイヤバー（マニー）によるう窩の開拡

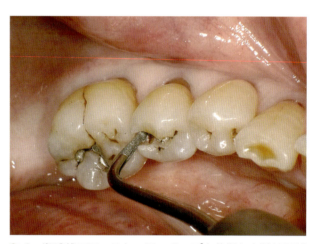

3-4 半球状エアースケーラーチップを使用した隣接面部の窩洞形成

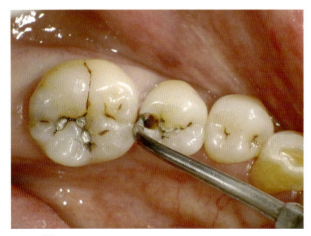

3-5 |6 近心面健全エナメル質への誤切削を回避

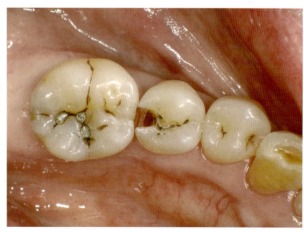

3-6 感染象牙質の全体像を把握して，窩洞外形の設定を完了

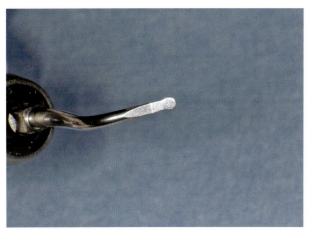

3-7 半球状エアースケーラー チップの背面には，ダイヤモンド砥粒が付着しない

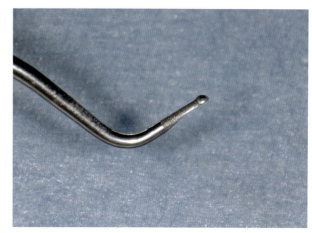

3-8 約120°のアングルに設定され，窩洞へのアクセスが容易

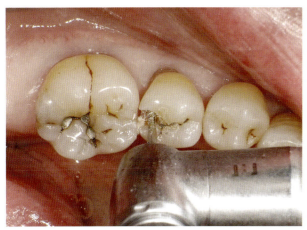

3-9 MIステンレスバー（マニー）による感染象牙質の選択的除去

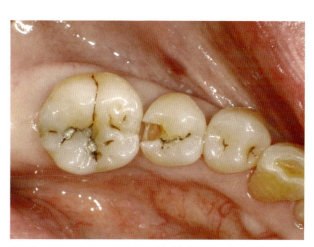

3-10 スーパーファインのダイヤモンドポイントによる窩縁部の仕上げ

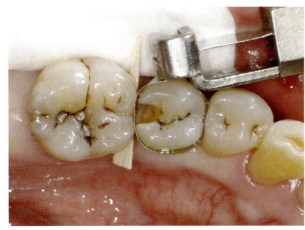

3-11 トッフルマイヤータイプのマトリックスシステムを設置

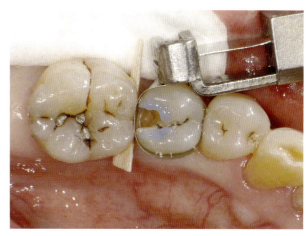

3-12 窩縁部エナメル質へのリン酸エッチング処理

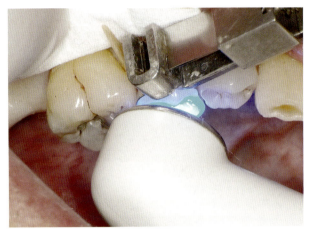

3-13　ボンディング処理後の光照射

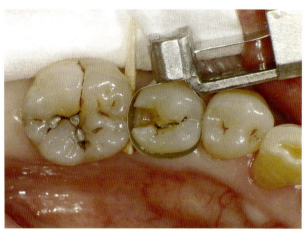

3-14　フロアブルレジンによる窩洞底部のコーティング

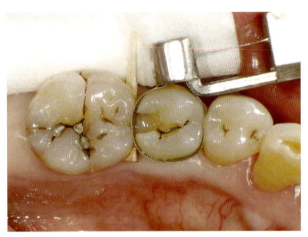

3-15　フロアブルレジンによる積層充填操作

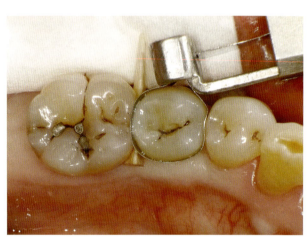

3-16　エナメルシェードレジンの充填操作完了

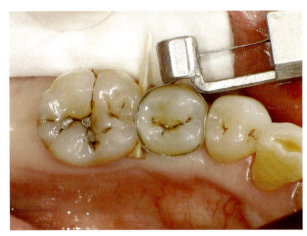

3-17　小窩裂溝部への色調調整材の使用

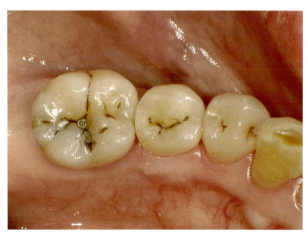

3-18　術後

使用材料

① エッチング材：K エッチャント シリンジ（クラレノリタケデンタル）
② ボンディング材：クリアフィル メガボンド 2（クラレノリタケデンタル）
③ コンポジットレジン：クリアフィル マジェスティ ES フロー（High・Low）：A2（クラレノリタケデンタル）
　　　　　　　　　　クリアフィル マジェスティ ES-2：A2（クラレノリタケデンタル）
④ 色調調整材：セシード N カラーコート サービカル 1（クラレノリタケデンタル）

MATERIAL CHECK!

初期う蝕除去用 エアースケーラーチップ：S66D，S68D（ナカニシ）

穏やかな振動で切削時ストレスが少ないエアースケーラーに接続可能な，初期う蝕除去用のダイヤモンドポイント先端チップ．

半球状の形態で片面のみ切削可能なダイヤモンド砥粒が付着し，背面は平坦で切削能力がない．約 120°のアングルに設定され，窩洞へのアクセスが容易．アングルの内側または外側に半球状の切削部位が設定され，臼歯部の近遠心両側の窩洞形成に使用可能．先端部の直径も 1.7mm タイプと 2.2mm タイプとで選択可能．

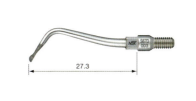
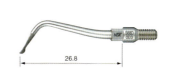

CASE PRESENTATION

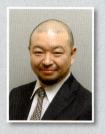

三木仁志　Hitoshi Miki
大阪市・はばら歯科

　29歳,女性.右上奥歯が「しみる」「噛むと痛い」を主訴に,心療内科より紹介で来院.睡眠薬や向精神薬など複数の薬剤を服用中であり,口腔乾燥を認め,歯列不正部のカリエスリスクや歯周ケアなど予防的コントロールが必要な状況がうかがえた.

　X線デンタル診断において,6|インレー下の広範囲に及ぶ二次う蝕の拡大が認められたものの,可逆性の歯髄炎の症状を呈する二次う蝕と診断し,コンポジットレジン修復による即日直接充填処置による修復のメリット,および今後の予後やメインテナンスの重要性について説明したうえで治療開始となった.

　無麻酔下にて,不良インレー修復物を除去後,う蝕検知液(カリエスディテクター,クラレノリタケデンタル)を繰り返し利用しながら,超低速回転CA使用による無注水下切削(カーバイドバー,コメット)を行い,次に手用切削器具(スプーンエキスカベータ,YDM)を使用して段階的に感染象牙質を丁寧に除去していく.

　窩縁部をスーパーファインのダイヤモンドポイント(ダイヤモンドポイントSF102R,松風)を使用して外形表面の研磨処理を行った後,近心隣接面の残存歯質部からの立ち上がり部分の適正な側壁形成を可能にするマトリックスリテーナーセット(トッフルマイヤータイプ,YDM)を設置し,隣接面接触点の緊密な回復を行った.特に深い窩洞部や遊離エナメルなど,アンダーカット部での接着条件の確保を厳密に行うべきケースとなるため,ボンディング材の塗布が厚くなりすぎないように効果的なエアブローを行い,十分な光照射を得るための角度と回数に留意しながらフロアブルレジン(ESフローHigh A1,A2,クラレノリタケデンタル)を使用し,薄く重ねて充填していく.最深層へ填入するフロアブルレジンは光透過性の高いクリアシェードや明度の高いシェードを,次にオペークシェード(ES High フローA3D,クラレノリタケデンタル)を選択した.さらに咬合面部へは,デンティンおよびエナメルシェードのレジンをそれぞれ選択(ESフローLow A3.5,およびESフローSuperLow XW, A2,クラレノリタケデンタル)して,形態付与を行った.

　スーパーファインのダイヤモンドポイント(SF102R,松風)を使用した形態修正,および隣接部の研磨(Plastic Strips #600,ニッシン)を行った後,カーボランダムポイント(松風)とシリコーンポイント(松風)を使用して咬合面部の研磨を行い,処置を完了.

　象牙質への接着性が飛躍的に向上した現在の接着システムにおいては,本症例のよう

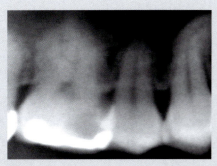

図1 術前X線診断．6|近心隣接にかけてインレー下に拡大した二次う蝕

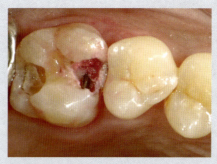

図2 う蝕検知液の繰り返し利用により感染象牙質を段階的に除去

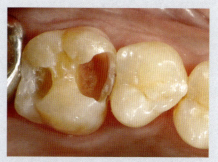

図3 残存エナメル歯質の保存を考慮した窩洞外形を設定

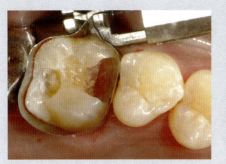

図4 マージンの立ち上がり部へのマトリックスのフィッティングに注意

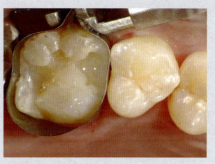

図5 アンダーカット部や深部への接着条件の確保に留意した充填操作

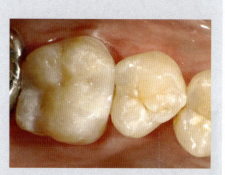

図6 術後

な深在性う蝕においても歯髄保護の観点から適正な接着に基づいたコンポジットレジンによる直接修復が望ましいと考えられた．また，潜在的う蝕罹患のハイリスク環境に対する十分な配慮が必要と考えられるため，修復後の追加修正や研磨に加え，デンタルフロスや歯間ブラシによる隣在捻転歯を含む歯列不正部の術後衛生管理の徹底，および唾液分泌低下に対する保湿剤使用による乾燥予防ほか，メインテナンスの必要性についても指導を行った．

臨床 CHECK POINT!

　上顎大臼歯メタルインレー修復下の大規模な二次う蝕に対し，コンポジットレジン修復を前提とした感染象牙質の除去・窩洞形成が適正に行われている．特に窩洞底部の歯肉側エナメル質窩縁を丁寧に温存することで隔壁設置の難易度を低下させ，確実なフロアブルレジン充填操作が可能となっている．

　また，近心頬側・口蓋側の2咬頭を機能的に保存し，コンポジットレジンによるアンダーカット部位の補強により，直接修復のアドバンテージを実現している．

（田代浩史）

CASE 3 | 大規模臼歯部2級修復

根管治療終了後の歯冠形態回復

臼歯部2級修復の臨床ステップに注目する．

メタルインレー修復予後不良による根管治療終了後，歯髄腔内への支台築造，および隣接面形態の適正回復をコンポジットレジン直接修復によって行った．歯髄腔内の根管充填材料を徹底除去して髄床底の健全象牙質を露出させ，コンポジットレジン支台築造システム（エステリンク・エステコア，トクヤマデンタル）による確実な接着操作・充填操作を実践．同システムは光照射不要の2液タイプ化学重合型ボンディング材を採用しており，一般的に光照射困難な根管内歯質への接着操作を化学重合のみで達成する．

比較的流動性の高いボンディング材を，大規模で立体的な髄腔内の象牙質被着面に確実に作用させるため，マイクロブラシによるボンディング材塗布を10秒間かけて繰り返し行う．重力の作用で起こる髄床底部分へのボンディング材の液溜まりを放置せず，接触濃度が低くなりがちな髄腔内側壁に繰り返し作用させることが重要である．

また，コア用コンポジットレジンの充填操作は複数回に分割し，少量の充填と十分な光照射とを繰り返し行うことで，C-factorが大きな本症例の窩洞形態でも，コントラクションギャップの抑制が可能である．

コンポジットレジンと残存歯質との接着による強固な一体化を通して，失活歯の構造的弱点を克服．さらに，歯冠部外側の健全エナメル質を積極的に温存し，適切なコンポジットレジン充填用マトリックスシステムの選択と有効活用により，失われた近心隣接面部の形態回復を行った．

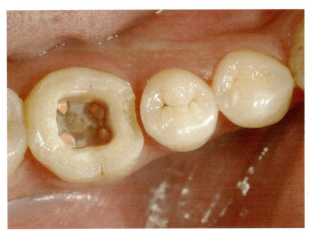

1-1 術前．6⏌近心部隣接面に原発した大規模急性う蝕により，抜髄処置

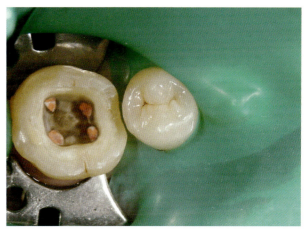

1-2 ラバーダム防湿による接着環境の整備

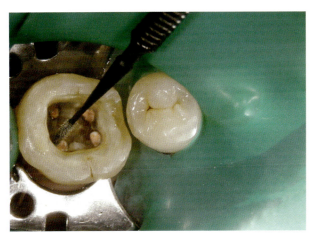

1-3 2液タイプ化学重合型ボンディング材の塗布

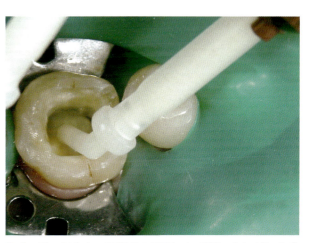

1-4 デュアルキュア型のコア用コンポジットレジンを分割積層充填

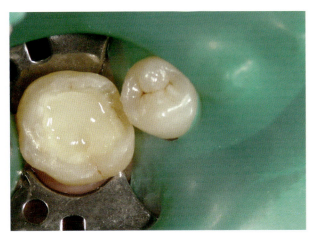

1-5 歯髄腔内の充填操作を完了

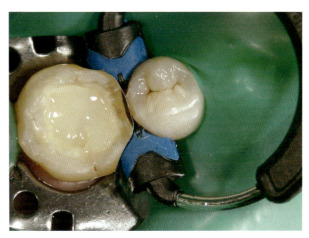

1-6 シリコーン把持のリングタイプリテーナーと3Dメタルマトリックスの装着

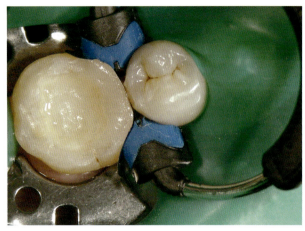

1-7 ペーストタイプレジンにより近心隣接面の辺縁隆線部を再構築

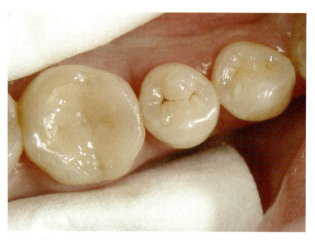

1-8 デンティンシェードレジンにより咬合面の小窩裂溝形態を再構築

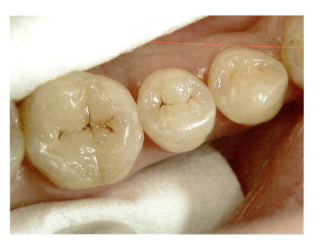

1-9 小窩裂溝部への色調調整材の使用

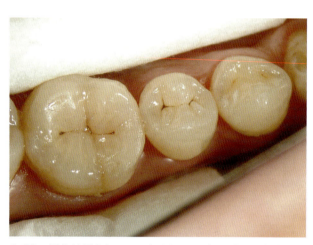

1-10 最終外層としてのエナメルシェードレジンの充填，小窩裂溝の設定

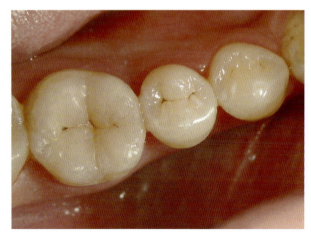

1-11 咬合調整を終了

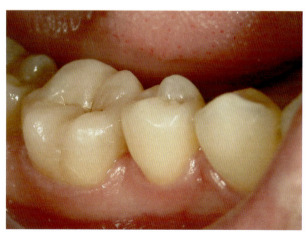

1-12 術後

使用材料

① ボンディング材：エステリンク（トクヤマデンタル）
② 支台築造用コンポジットレジン：エステコア（トクヤマデンタル）
③ コンポジットレジン：エステライト プロ：A2B・A2E（トクヤマデンタル）
④ 色調調整材：ナノコートカラー：レッドブラウン（GC）

MATERIAL CHECK!

コンポジタイト 3D リテーナー フュージョン S（ブルー）（ギャリソン・デンタル・ソリューションズ，モリタ）

　コンポジットレジン充填時の臼歯部隣接面用 3D マトリックスシステム．リング部と脚部（把持部）とにより構成され，脚部には残存歯面と広範囲に接触可能なシリコーンが接続されている．

　専用のリングフォーセップスにて開脚して歯間部に装着し，強力な歯間離開効果を発揮する．脚部（把持部）に接続されたシリコーン部分には，ウッドウェッジを挿入可能な空間が用意されており，隣接面形態に合わせて微調整が可能である．

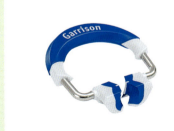 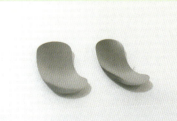

適切なマトリックスシステムの選択

　メタルインレー2級修復後の続発性う蝕に対する再治療では，すでに失われた隣接面部分の歯質量が多く，コンポジットレジン直接法による再修復対応は難易度が高い．

　本症例では，6|近心部の感染象牙質除去完了時点で，窩洞の歯肉側窩縁部から|5遠心面接触予定部位との水平的な離開距離は約1.0mm．臼歯部隣接面の原発性う蝕に対する小規模2級修復への隔壁法として，CASE 2で注目したトッフルマイヤータイプマトリックスシステムの適用では，立体的な隣接面形態の再現と緊密な接触関係の再構築は困難であると判断した．このような状況から，事前に三次元的豊隆が付与された3Dメタルマトリックスと，歯間離開効果がきわめて高いシリコーン把持タイプのリングタイプリテーナーとの併用が効果的である．

　高い歯間離開効果を実現するシリコーン製の把持部は，メタルインレー修復除去後の広範囲に失われた隣接面部残存歯質に立体的にフィットし，3Dメタルマトリックスによる隣接面形態の移行的再現を実現する．注意事項としては，シリコーン把持部の歯間部設置には専用のフォーセップスの使用が必須となり，厚さ$30\mu m$の繊細な3Dメタルマトリックスを変形させることなく設置する必要がある．

　また，効果的なウッドウェッジの挿入により，歯肉側窩縁部と3Dメタルマトリックスとは緊密に接触し，積層充填の第1層目として充填されるHighフロータイプのフロアブルコンポジットレジンの窩洞外漏出を防止可能である．

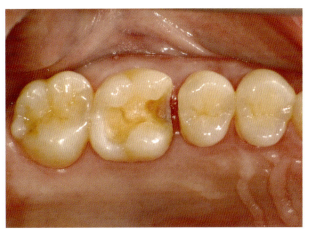

2-1 6|メタルインレー修復下の二次う蝕を除去し，窩洞形成を終了

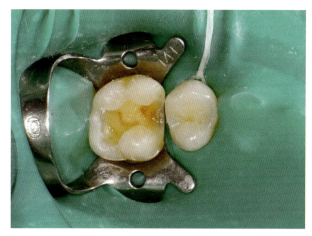

2-2 ラバーダムシステムの装着

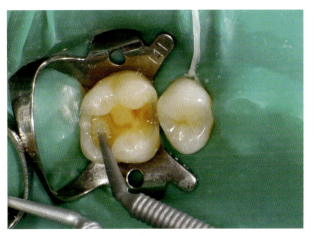

2-3 セルフエッチングプライマー（メガボンド 2）の塗布

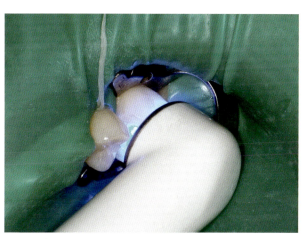

2-4 ボンディング処理後の光照射．可能なかぎり照射器のヘッドを近づける

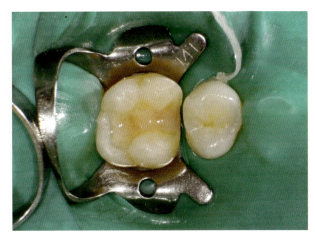

2-5 フロアブルレジンによる窩洞底部のコーティングで重合収縮応力を緩和

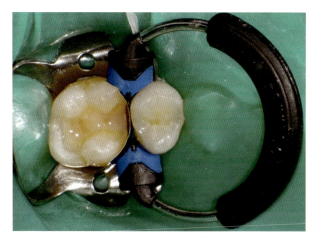

2-6 シリコーン把持のリングタイプリテーナーと 3D メタルマトリックスの装着

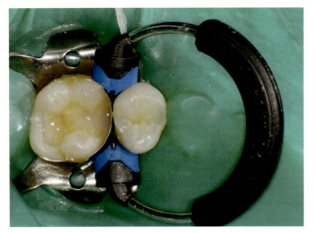

2-7 フロアブルレジンによる隣接面部の充填操作

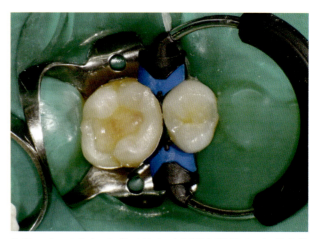

2-8 ペーストタイプレジンにより近心隣接面の辺縁隆線部を再構築

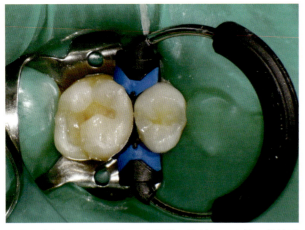

2-9 咬合面の4咬頭を1咬頭ずつ分割して充填．機能咬頭より充填操作を開始

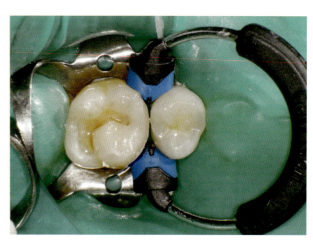

2-10 小窩裂溝部への色調調整材の使用

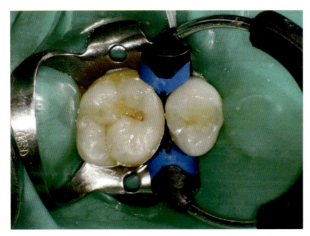

2-11 頬側2咬頭の内斜面を残存歯質と移行的に充填

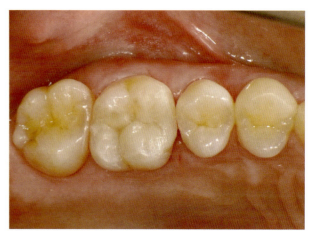

2-12 術後

使用材料

① ボンディング材：クリアフィル メガボンド 2（クラレノリタケデンタル）
② コンポジットレジン：クリアフィル マジェスティ ES フロー（High・Low）：A2（クラレノリタケデンタル）
　　　　　　　　　　エステライト アステリア：A3B・OcE（トクヤマデンタル）
③ 色調調整材：ナノコートカラー：A プラス（GC）

MATERIAL CHECK!

ウッドウェッジ（デンテック）

　木製の歯間分離用ウェッジ．4種類のサイズ（S・L・SJ・WB）が用意され，必要に応じてナイフなどで形態を調整して使用可能である．歯間部への挿入により，空間の形態に合わせてウッドウェッジ自体が適宜変形し，マトリックスを窩洞に緊密に適合させる効果が高い．

　歯間部鼓形空隙が広い場面では，複数本を組み合わせて挿入することも可能．樹脂製のウェッジと比較してシンプルな構造で柔軟性が高く，術者の創意工夫でさまざまな形態にアレンジが可能．

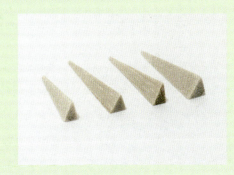

マトリックスシステムの有効活用（シリコーン把持タイプ）

　臼歯部2級修復で使用されるさまざまな隔壁装置のなかで，強い歯間離開効果とマトリックスの固定能力に優れ，間接修復に依存しない環境を整備してきたリングタイプリテーナーと3Dメタルマトリックスには，さまざまな選択肢が用意されている．

　リングタイプリテーナーの基本的形状は変わらないが，隣接面部の健全歯質喪失範囲によって，把持部の形状と素材を選択する必要がある．図**A～C**に示すように，把持部形状によって隣接面部の再現可能範囲は異なり，メタルインレー修復からコンポジットレジン直接修復への変更の際には，大規模な隣接面再現範囲をカバーできるシリコーン把持タイプ（コンポジタイト3Dリテーナー スモール，モリタ）の選択が有効となる．また，このシリコーン把持タイプではリテーナーと歯牙との接触面積が広く，挿入部位での歯間離開効果が十分に発揮されるため，術後の隣接面接触関係は緊密で，食片圧入のリスクは軽減される．

　3Dメタルマトリックスにもさまざまな選択肢が用意されており，回復すべき隣接面部の歯頚部マージンから辺縁隆線までの高さによってマトリックスバンドの高さ（幅）を決定する．また，3Dメタルマトリックス内面に樹脂によるコーティングが施されたタイプ「スリックバンド」では，ボンディング材の接着を防ぎ，緊密な接触点関係を再構築した状況でも充填後のスムーズなマトリックス除去が可能である．

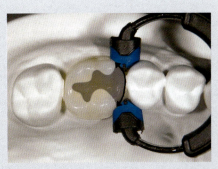

図A 把持部にはシリコーンが装着され,隣接面部の再現範囲は大規模

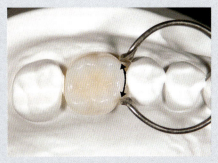

図B 把持部は平板状で隣接面部の再現範囲は中規模

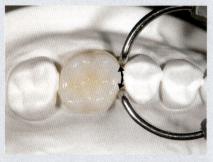

図C 把持部は円柱状で隣接面部の再現範囲は小規模

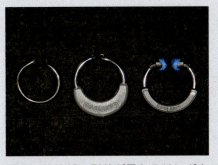

図D 把持部の形状が異なるリングタイプリテーナー

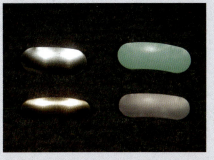

図E 形状や材質の異なる3Dメタルマトリックス

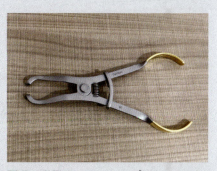

図F 専用のフォーセップス

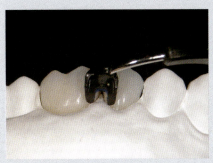

図G シリコーン製の把持部にはウェッジ挿入のスペースが確保されている

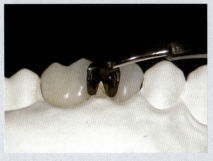

図H ウッドウェッジの形状をトリミングして調整

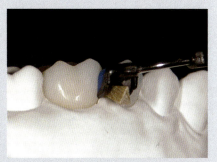

図I ウッドウェッジ挿入によりメタルマトリックスは窩縁部と密着

CASE 3 | 大規模臼歯部2級修復

CASE PRESENTATION

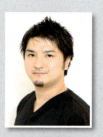

田畑慎也　Shinya Tabata
浜松市・田畑歯科クリニック

　25歳，女性．右上の冷水痛を主訴に来院．デンタルX線にて 5| に髄腔に達する大きな透過像を認めた．不可逆性の歯髄炎症状はないため，AIPC（非侵襲性歯髄覆罩）を試みるも，偶発的に露髄を認めたため，MTAセメント（GC）にて直接覆髄へと移行した．

　約3カ月の経過観察にてEPTは生活反応を示したため，最終修復へと移行することとした．最終修復は歯質を最大限温存するためコンポジットレジンでの直接修復を選択した．また，患者の希望もあり 6| も同時に修復していくこととなった．

　6| メタルインレーは，イージークラウンリムーバー（フォレストワン）を用いて歯質を温存して除去した．5| は光硬化型グラスアイオノマーセメント仮封を可及的に除去し，コンポジットレジン修復の接着面積を確保した．カリエスチェック（日本歯科薬品）を用いて感染象牙質を染色，スチールバーを非注水下低速回転でう蝕除去した．仕上げ研磨用ダイヤモンドポイントにて辺縁部エナメル質を整え，コンポジタイト3Dシステム（ギャリソン・デンタル・ソリューションズ，モリタ）を用いて隔壁を設置した．

　クリアフィル メガボンド2（クラレノリタケデンタル）にて歯面処理し，ハイパワーLED（ウルトラデント）にて光照射．その後，すみやかに流れの良いフロアブルレジン（クリアフィル マジェスティ ES フロー，クラレノリタケデンタル）にてライニングを行った．ボディシェードペースト（エステライト アステリア A3B，トクヤマデンタル）を充填器にて圧接・築盛後，エナメルシェードレジン（エステライト アステリア NE，トクヤマデンタル）を築盛し，重合硬化させた．

　ファインのダイヤモンドポイント，カーボランダムポイントで形態修正，スーパーファインのダイヤモンドポイント，プレシャイン（GC），ダイヤシャイン（GC）で研磨後，ダイヤポリッシャーペースト（GC）を用いて仕上げ研磨を行った．

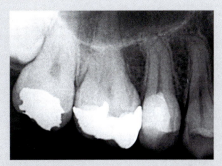

図1 術前．遠心から髄腔に達する透過像を認める

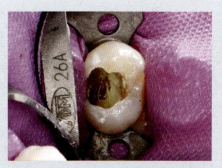

図2 MTAセメントを用いて直接覆髄を行った

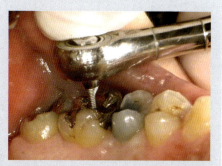

図3 6|はイージークラウンリムーバーを使用してメタルインレー除去

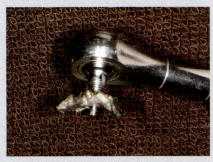

図4 イージークラウンリムーバーを用いることで歯質を可及的に温存できる

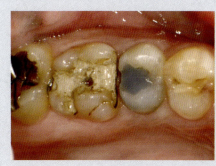

図5 6|のメタルインレーの除去完了．5|はフジⅡ LC（GC）で仮封

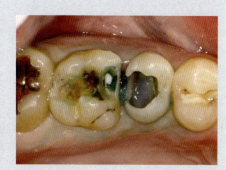

図6 生活歯ではカリエスチェックを使用，青は非常に識別しやすい

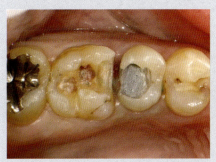

図7 エナメル質は研磨用バーにて整え，ホワイトマージンを予防

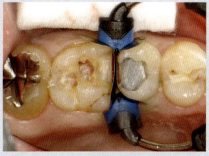

図8 マトリックスを設置，カラベリー結節により離開の力がうまく伝わりにくかった

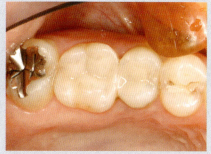

図9 術後

臨床 CHECK POINT!

　上顎大臼歯メタルインレー修復下の大規模な二次う蝕に対し，イージークラウンリムーバーを使用して窩洞辺縁のエナメル質に対してきわめて低侵襲なメタルインレーの除去を実践している．

　一般的な金属切削用カーバイドバーなどによるメタルインレーの除去方法では，窩縁部エナメル質への接触により微小亀裂を誘発する．コンポジットレジンの重合収縮応力により，窩縁部エナメル質の微小亀裂はエナメル小柱破折へと発展する可能性が高く，ホワイトマージンとして審美障害の原因となるため，注意が必要である（Nishimura K, et al. Effect of various grit burs on marginal integrity of resin composite restorations. J Med Dent Sci. 2005；52（1）：9-15）．

（田代浩史）

CASE 4 　前歯部破折歯への修復

破折歯の歯冠形態回復（小規模）

　前歯部破折歯への修復の臨床ステップに注目する．

　本症例では萌出途上の上顎中切歯の歯冠形態が約1/3欠損し，患者は破折片を紛失している．幸い歯髄腔の露出は認められず，軽度冷水痛以外に自覚症状はない．しかし，コンポジットレジン修復に際し，成人の整列した前歯部歯列と比較して参考にすべきガイドが失われた本症例では，歯冠形態回復の難易度は高い．

　同じく萌出途上の反対側同名歯の歯冠形態を参考に，コンポジットレジンによる仮充填として破折前の状況を推測して，破折部位を再構築した．この際，残存歯質への接着操作は行われておらず，仮充填コンポジットレジンは手指により容易に撤去可能な状況である．接着操作は口唇内側面との接触感覚や，前歯部歯列としての左右対称性，充填予定コンポジットレジンの色調適合性など，いくつかのチェックポイントの確認終了後，充填用シリコーンガイドを製作した．

　受診当日の修復完了を目標とし，仮充填撤去後，破折部位周辺エナメル質へのストレートベベル付与，接着操作に移行した．エナメル質に限局したリン酸エッチングを行うことで，2ステップタイプ接着材でのエナメル質接着性能をさらに向上させ，若年者へのコンポジットレジン修復の審美的予後の長期安定性を確保した[1]．

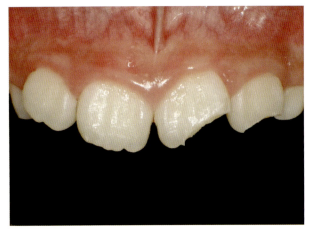

1-1 術前．|1 2 切縁部歯質の破折

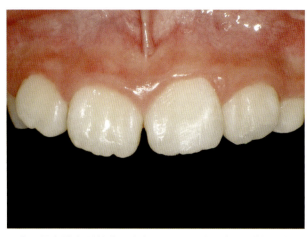

1-2 仮充填と形態修正を行い，再現する歯冠形態を確認

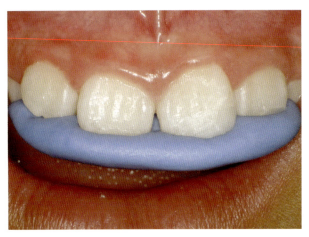

1-3 シリコーンガイドの製作

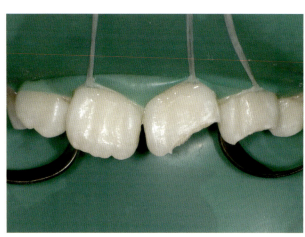

1-4 ラバーダムシステムの装着

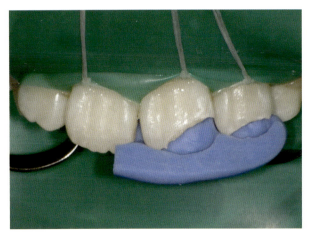

1-5 シリコーンガイドの試適と充填スペースの確認

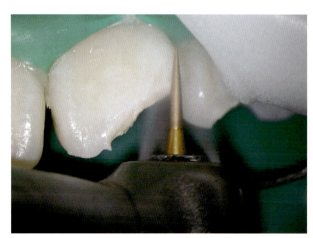

1-6 スーパーファインダイヤモンドポイントによるストレートベベルの付与

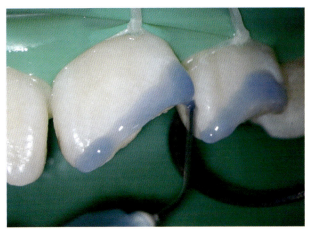

1-7 エナメル質への選択的なリン酸エッチング

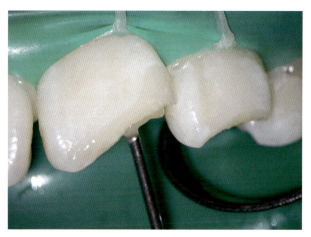

1-8 |1 破折断面へのフロアブルレジン塗布

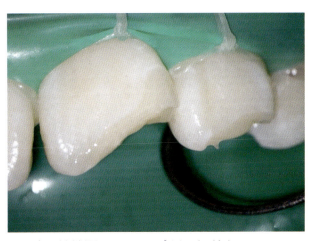

1-9 |2 破折断面へのフロアブルレジン塗布

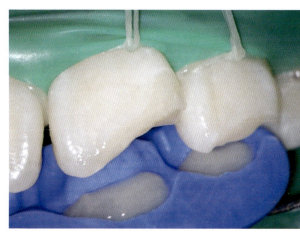

1-10 シリコーンガイド上へのフロアブルレジン設置

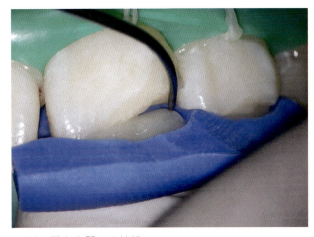

1-11 残存歯質への接続

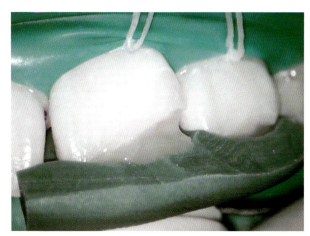

1-12 シリコーンガイド上での口蓋側面の再現

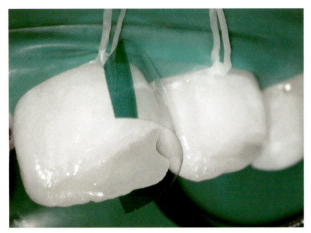

1-13 3Dタイプのクリアマトリックスの設置

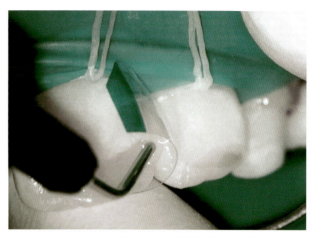

1-14 フロアブルレジンによる隣接面部分の充填操作

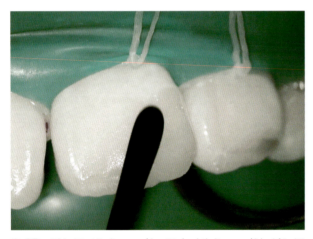

1-15 デンティンシェード・エナメルシェードレジンによる唇側面形態の完成

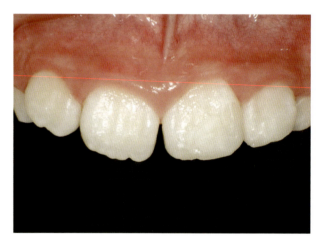

1-16 充填操作の完了

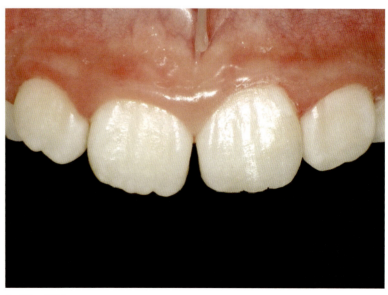

1-17 術後

使用材料

① エッチング材：K エッチャント シリンジ（クラレノリタケデンタル）
② ボンディング材：クリアフィル メガボンド 2（クラレノリタケデンタル）
③ コンポジットレジン：クリアフィル マジェスティ ES フロー（Low）：A2（クラレノリタケデンタル）
　　　　　　　　　　エステライト アステリア：A2B・NE（トクヤマデンタル）

MATERIAL CHECK!

インプリンシス パテ（トクヤマデンタル）

　主に前歯部修復において充填用のガイド製作に使用する．前歯部の口蓋側面形態・切縁隅角形態の術前記録を採取し，窩洞形成後の修復対象部位にコンポジットレジンを圧接充填するために準備する．
　この「シリコーンガイド」に必要な条件としては，厚さ 5.0mm 程度の変形耐性と患歯含め 4 歯程度の支持範囲である．ベースとキャタリストを練和した際の色調は濃いブルーとなり，ガイド上でのコンポジットレジン設置範囲が明確に判別可能である．

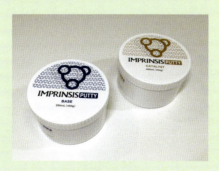

破折歯の歯冠形態回復（大規模）

　外傷による大規模な歯冠部破折症例．破折後2日が経過し，破折片を持参して来院．
　X線診査より，歯髄腔にきわめて近接した破折断面を確認した．歯髄腔の露出は認められず，自覚症状もない．破折片は2日間の乾燥状態保管により白色化しているが，復位可能．
　受診当日は化学重合タイプレジンセメントによる接着操作で緊急対応を行った．今後の短期的な破折片脱離を予測し，コンポジットレジンによる歯冠形態回復を想定したシリコーンガイドを，あらかじめ製作．1カ月以内に破折片の脱離を起こし再度来院したため，準備したシリコーンガイドを活用した，大規模な破折歯へのコンポジットレジン修復に移行した．
　シリコーンガイドによる口蓋側面形態の再現，3Dクリアマトリックスとフロアブルレジンによる隣接面形態の再現により，複雑な上顎中切歯の歯冠形態の大部分をオートマチックに再現可能となる．唇側面の解剖学的形態の再現と周辺歯質との色調調和は，ペーストタイプコンポジットレジンを充填器や筆などを用いて順次築盛し，マクロの視点で前歯部歯列全体としてバランスをとっていく必要がある．
　修復操作から約4カ月後，患者より咬合接触時疼痛の訴えがあり，歯髄電気診を行ったところ 1| の歯髄失活状態を確認した．コンポジットレジンにより再構築した歯冠形態の口蓋側部分に根管へのアクセスホールを形成し，この歯冠形態を審美的な隔壁装置として活用し，根管治療を行った．大部分がコンポジットレジンにより構築された歯冠形態は，歯髄失活後の色調変化はなく，長期にわたり審美的問題を回避することが可能である．

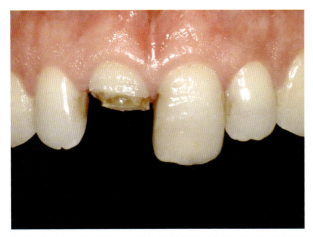

2-1 術前．|1|歯冠の大部分を外傷により破折．露髄は確認されない

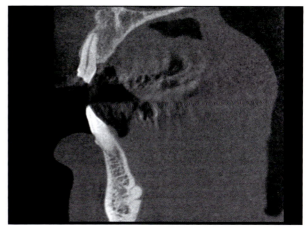

2-2 破折部位と歯髄腔との位置関係をCT画像にて確認

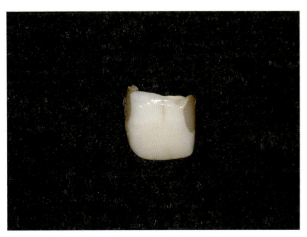

2-3 患者が持参した破折片．乾燥により白色化した歯冠部エナメル質

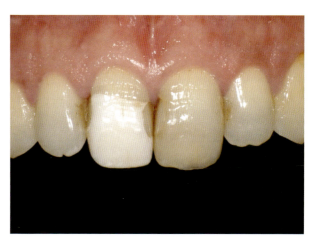

2-4 化学重合型のレジンセメントにて接着固定

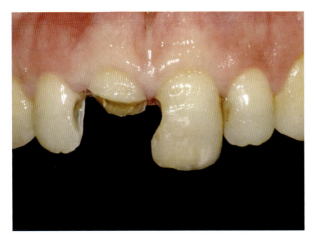

2-5 破折片脱離後，コンポジットレジン修復での歯冠形態再構築に移行

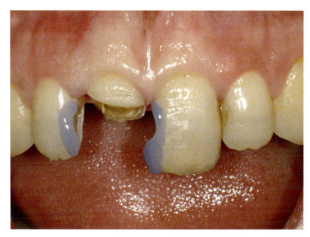

2-6 周辺窩洞への接着操作

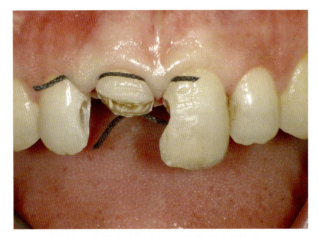

2-7 歯肉溝に圧排糸を挿入して接着環境を整備

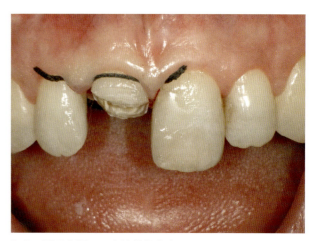

2-8 周辺窩洞への充填操作を完了

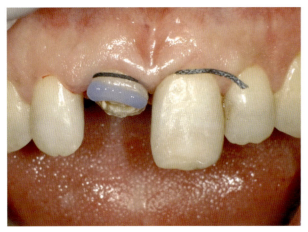

2-9 破折断面エナメル質への選択的なリン酸エッチング

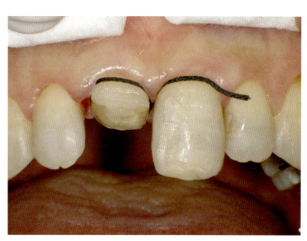

2-10 破折断面への接着操作およびフロアブルレジン充填

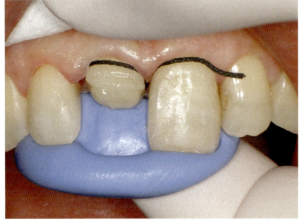

2-11 シリコーンガイド上でのフロアブルレジン積層充填

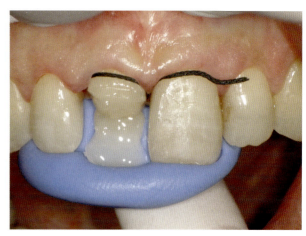

2-12 口蓋側面形態を切縁部まで延長

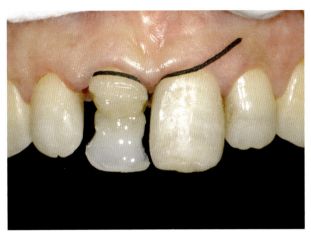

2-13 口蓋側面形態の再現を完了

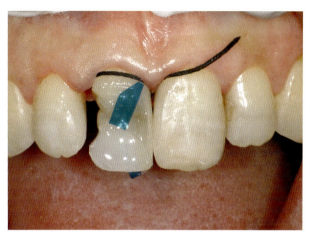

2-14 近心隣接面部を 3D クリアマトリックスとフロアブルレジンにより構築

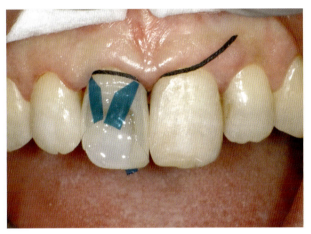

2-15 遠心隣接面部分の湾曲強度は，近心隣接面よりも大きい

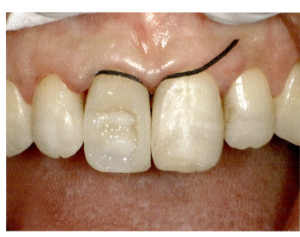

2-16 近遠心の隣接面接触点の再構築を完了

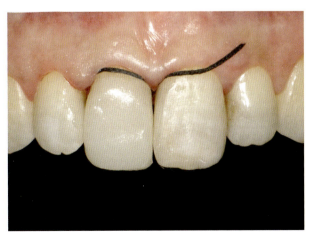

2-17 デンティンシェードレジンにより歯頸部から歯冠中央にかけての大部分を充填

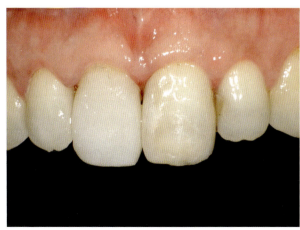

2-18 エナメルシェードレジンにより唇側面の切縁部を一層充填

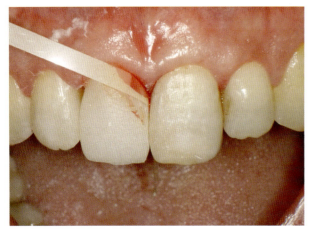

2-19 研磨用ストリップスによる隣接面部分の形態修正

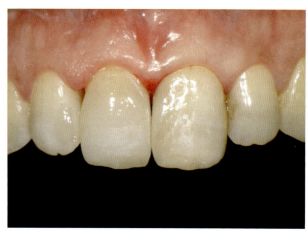

2-20 １|の形態修正・研磨操作を完了

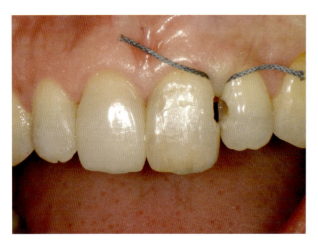

2-21 周辺窩洞への再修復操作

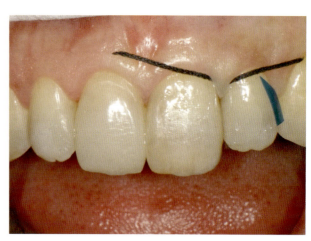

2-22 |2へのフロアブルレジン充填

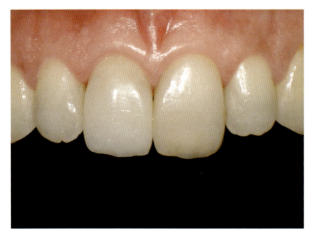

2-23 術後

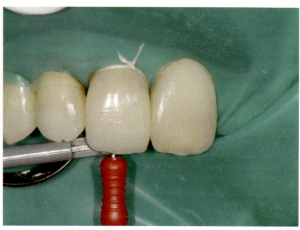

2-24 コンポジットレジンによる歯冠形態を審美的隔壁として活用し，根管治療を開始

使用材料
① エッチング材：K エッチャント シリンジ（クラレノリタケデンタル）
② ボンディング材：クリアフィル メガボンド（クラレノリタケデンタル）
③ コンポジットレジン： デントクラフト ファインフロー：A3・A3.5（ヨシダ）
　　　　　　　　　　　エステライト アステリア：A2B・NE（トクヤマデンタル）

MATERIAL CHECK!

シュアーコード（ヨシダ）

　修復対象歯牙の残存歯質状況や充填操作上の利便性を考慮しても，すべての症例で接着環境整備に高い有効性を示すのが，圧排糸の活用である．

　シュアーコードでは，マイクロファイバーをループ形状に編み込んだ形状で伸縮性が高く，適切なサイズ選択により狭い歯肉溝にもスムースに挿入が可能である．繊維のほつれがなく，コンポジットレジン修復材料への残留の可能性が低い．6種類のサイズ選択が可能で，コンビネーションでの使用も効果的である．

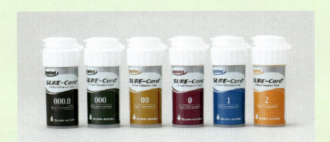

文献
1) Kanemura N, Sano H, Tagami J. Tensile bond strength to and SEM evaluation of ground and intact enamel surfaces. J Dent. 1999；27(7)：523-530.

CASE PRESENTATION

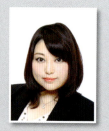

松波里花　Rika Matsunami
岐阜市・松波歯科医院

　35歳，女性．|2 の破折を主訴に来院．最小限の切削で審美障害を改善可能なコンポジットレジンによる直接修復を選択し，治療を行った．

　歯牙が乾燥しないうちに，色合わせのためのコンポジットレジン（エステライトアステリア，トクヤマデンタル）を少量患歯に置き，偏光フィルター（スマイルライト，スマイルライン）を通して観察し，消えて見える色を採択した．

　今回は即日修復での治療を選択したため，接着操作を行わずに患歯に直接仮充填し，シリコーンガイドを製作した．仮充填を除去，ラバーダムを装着し，表面のプラークを除去，接着面を整え，滑らかな面になるよう形成した．隣在歯を保護しエッチングを行い，2ステップ接着材（クリアフィルメガボンド，クラレノリタケデンタル）で表面処理を行った．

　ボンディング材に十分に光照射後，コンポジットレジン（エステライトアステリア TE，トクヤマデンタル）でバックウォールを製作し，デンティン色（エステライトアステリア A3B，トクヤマデンタル），エナメル色（エステライトアステリア NE，トクヤマデンタル）を用いて築盛を行った．研磨と形態修正を考慮して，ややオーバーに充填を行った．

　その後，過剰分のバリや段差を除去し，形態修正を行い，最後に艶出し研磨を行った．後日来院時に使用感や形態，色調を確認．術者が気になった部分はシリコーンポイントでわずかに形態修正し，最終研磨を行った．

　現在，術後2年が経過した．再研磨を行わずとも充填部は艶を維持し，着色や変色，チッピングも認められず，患者も満足している．

　前歯部破折歯に対するコンポジットレジンによる直接修復は，チェアタイムは必要であるが，前歯部破折は心理的影響もあるため，短期に修復可能である利点は大きいと感じる．また，最大限に歯質を温存した接着修復は，将来必要な際に再治療にも対応が可能であり，加えて術後の色調変更も可能であるため，患者にも術者にも優しい治療と感じる．

臨床 CHECK POINT!

　破折歯へのコンポジットレジン修復では，残存歯質が不規則に破断しコンポジットレジンとの境界部で移行的な色調適合を得ることは難易度が高い．さらにラバーダム防湿システムの使用に伴う残存歯質の乾燥により，エナメル質表層の色調は白色化し，コンポジットレジンのシェード選択を正確に行うことは難しい．

　本症例では，ラバーダム防湿前のコンポジットレジン色調の確認が偏光フィルターを通して正確に行われ，修復後のコンポジットレジンと歯質との色調適合の精度はきわめて高い．

（田代浩史）

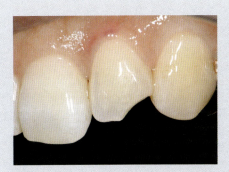
図1　術前

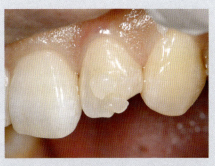
図2　色合わせのためコンポジットレジンを少量置き観察．写真では色が消えて見えるが3色置いている

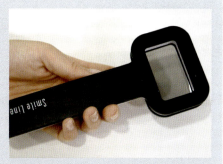
図3　偏光フィルターを通して観察し，消えて見える色を採択

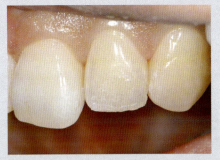
図4　シリコーンガイド製作のため接着操作を行わずに仮充填

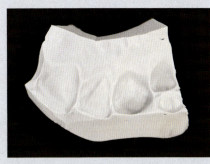
図5　シリコーンガイドの製作．スムーズでない部分は滑らかに修正

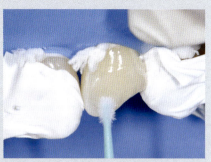
図6　仮充填を除去，表面を清掃し形成後，接着操作を行った

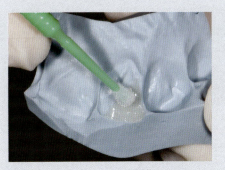
図7　バックウォールを製作

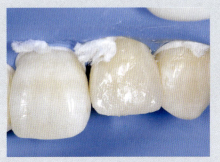
図8　形態修正と研磨を考慮し，少しオーバーに充填を完了

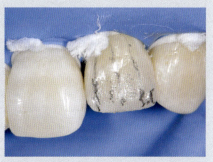
図9　過剰充填部分の整理と形態修正

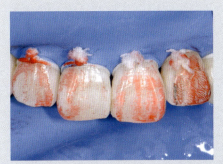
図10　対側同名歯も参考にしながら咬合紙で表面性状を確認し，バランスを整えた

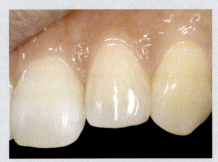
図11　術後当日

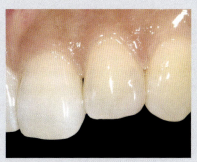
図12　術後2年．再研磨を行っていない状態でも艶が維持されていた

CASE 5-1 | 前歯部小規模離開歯列への修復

小規模歯間離開を単独歯の歯冠幅径増大により対応

　前歯部離開歯列への修復の臨床ステップに注目する．

　本症例では切縁隅角部のエナメル質破折および小規模歯間離開に対する審美改善を目的とし，健全歯質無切削で可能な修復対応としてコンポジットレジン修復を選択した．1|1 間の離開距離は 1.0mm 以下と小規模であり，1|1 両歯へのコンポジットレジン充填で両側から接触点を回復するには，充填スペースが不足すると考えられる．そこで本症例では，近心切縁隅角部の破折を伴う|1 近心面のみを修復対象とし，|1 の歯冠幅径増大により 1| との接触関係を構築する修復方法を採用した．

　本症例のコンポジットレジン接着対象は，窩洞形成による歯質切削の必要がない隣接面部の健全エナメル質であり，リン酸エッチングによる前処理で，ワンステップタイプ接着材の接着強度を確保する必要がある．ボンドフォースⅡ（トクヤマデンタル）による接着操作を完了後，適切な形状の 3D クリアマトリックスを選択，充填操作に移行した．歯間部の狭小空間に歯質と移行的な充填操作を行うためには，フロアブルレジンと 3D クリアマトリックスとの効果的な併用が重要となる．従来のペーストタイプレジンをハンドインスツルメントで充填する操作方法では，同部位への歯質移行的な隣接面形態の再現は，きわめて困難である．

　マトリックスと歯質との間の歯頸部狭小空間への細部到達性がきわめて高い High フロータイプのフロアブルレジンより充填操作を開始し，切縁部には一定の形態付与可能な操作性と色調再現とを両立した Medium フロータイプのフロアブルレジンを使用して，立体感と透明感とを再現した．フロアブルレジンに求められる臨床的特徴は，従来型のペーストタイプレジンにはない，接着対象への高い「ぬれ性」と，自ら移動して必要な部位に到達する「流動性」である．この 2 つのフロアブルレジンの特徴を生かし，臨床場面に応じてフローの流動性を選択して活用することが重要である．

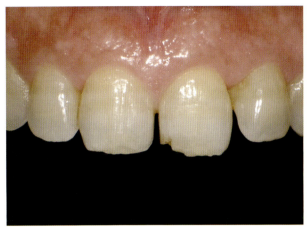
1-1 術前

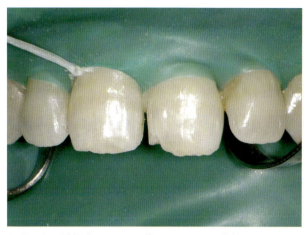
1-2 歯面清掃後，ラバーダムシステムの装着

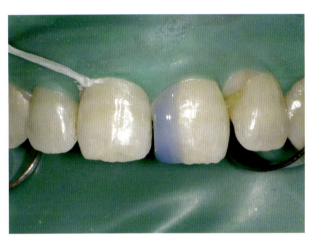
1-3 <u>1</u> リン酸エッチング処理

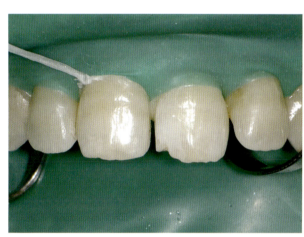
1-4 水洗・乾燥

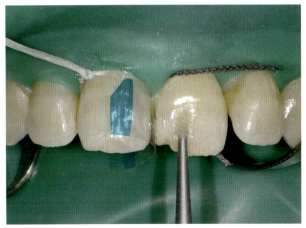
1-5 ワンステップタイプ接着材による接着操作（ボンドフォースⅡ Pen）

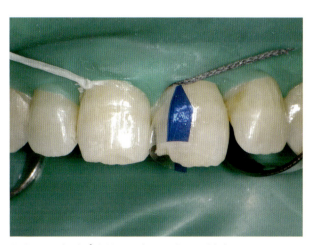
1-6 3D タイプ クリアマトリックスの試適

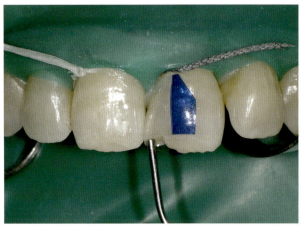

1-7 Highフロータイプのフロアブルレジン（OPA2）を選択し，マトリックス内に注入

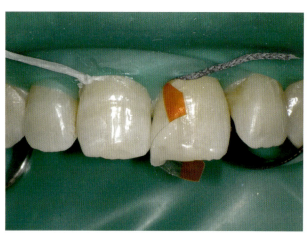

1-8 湾曲度の異なる3Dタイプクリアマトリックスを使用して追加充填

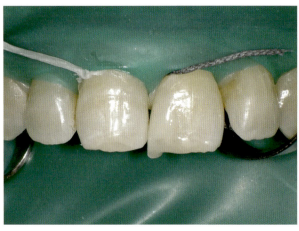

1-9 Mediumフロータイプのフロアブルレジン（CE）にて充填操作の完了

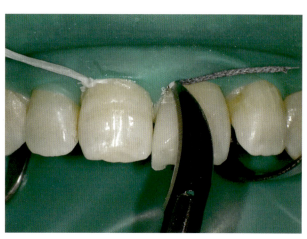

1-10 スカルペル（#12）にてマージン部の薄層コンポジットレジンをトリミング

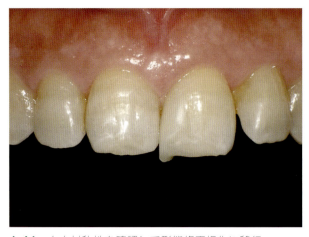

1-11 左右対称性を確認して形態修正操作に移行

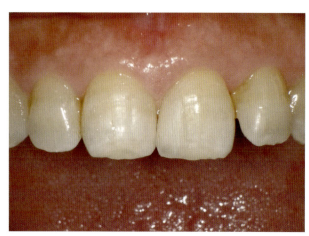

1-12 切縁隅角部の形態修正

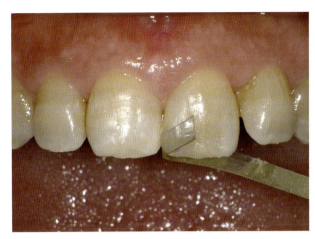

1-13 上部鼓形空隙（隣接面部分）を仕上げ研磨

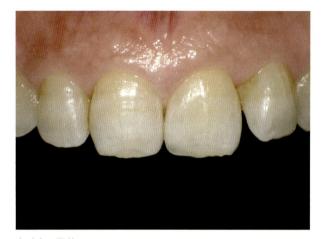

1-14 術後

使用材料
① エッチング材：K エッチャント シリンジ（クラレノリタケデンタル）
② ボンディング材：ボンドフォースⅡ Pen（トクヤマデンタル）
③ コンポジットレジン：エステライトユニバーサルフロー（High）：OPA2（トクヤマデンタル）
　　　　　　　　　　　エステライトユニバーサルフロー（Medium）：CE（トクヤマデンタル）

小規模ブラックトライアングルへの対応

　歯列矯正治療終了後の患者の主訴は，1|1 間の下部鼓形空隙における小規模ブラックトライアングル発現による審美障害である．1|1 隣接面部は比較的広い面積で接触し，歯列としての空隙は存在しないが，隣接面歯頸部付近の豊隆形態がやや不足し，下部鼓形空隙の存在が強調された状況となっている．

　口腔清掃状態は良好で歯周組織は安定しているが，同部位への軟組織サイドからのアプローチによる空隙封鎖は，術式の難易度と患者負担が大きく，また術後状況の確実な予測が困難であると判断し，コンポジットレジン修復による歯冠形態の部分的修正を行う方針となった．なお，健全歯質の温存を最優先事項とする患者にとって，隣接面部のエナメル質切削を伴うストリッピングによる空隙閉鎖は，当初より選択肢から除外されている．

　コンポジットレジン修復の対象となる充填スペースはきわめて小規模であり，また歯肉縁下への清掃性を阻害しない移行的な修復物形態を求められる．適切なサイズ・形状の 3D クリアマトリックスを選択し，また狭小空間に滑らかに注入して充填可能な High フロータイプのフロアブルレジンを，従来よりも細い口径の先端チップで使用することがポイントとなる．

　本症例のように充填スペースがきわめて限定的な症例では，従来のフロアブルレジン付属の先端チップ外径（約 0.9mm）では，その部位に到達することができない．今回使用した小児シーラント充填用の先端チップ（ビューティシーラントニードルチップ，松風）は，外径（約 0.4mm）がきわめて細く，本症例の 3D クリアマトリックスと歯質との間の狭い空間に容易にアクセス可能となる．

　一方で，フロアブルレジン充填用として使用した場合のレジンペースト通過スペースは大幅に狭くなり，レジンの押出し圧は高くなるので，大量のペーストを充填するのには適していないと考える．修復部位への必要最小限のレジンペースト注入により，重合硬化後の形態修正操作は小規模となり，スカルペル（#12）を使用したマージン部のトリミングと，研磨用ストリップスによる移行的隣接面形態が効率的に獲得可能となる．

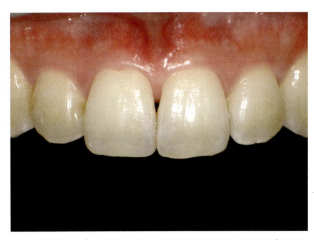

2-1 術前．1|1 接触点下の下部鼓形空隙の閉鎖が主訴．23歳，女性

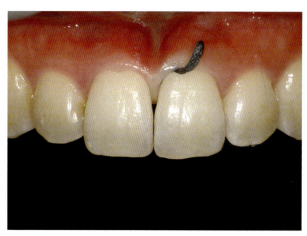

2-2 |1 歯肉溝への圧排糸の挿入

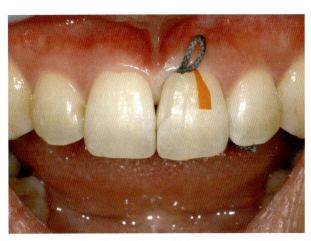

2-3 3D クリアマトリックスの試適

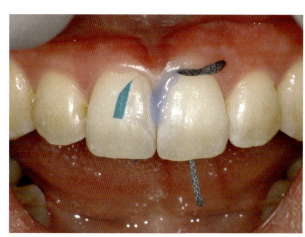

2-4 |1 リン酸エッチング処理

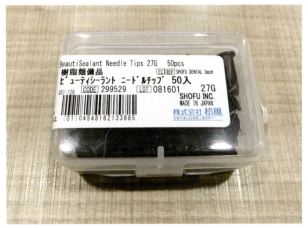

2-5 ビューティシーラント ニードルチップ（松風）

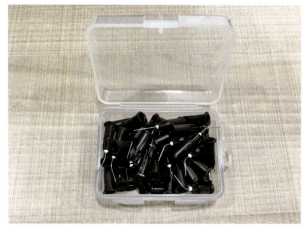

2-6 27G の先端チップが 50 個単位で入手可能

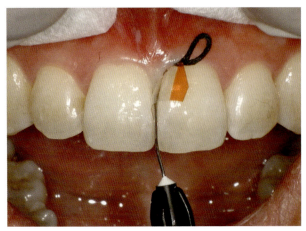

2-7 Highフロータイプのフロアブルレジンを選択し，マトリックス内に注入

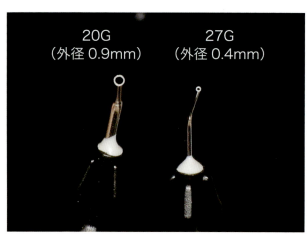

2-8 従来のフロアブルレジン付属の先端チップ外径との比較

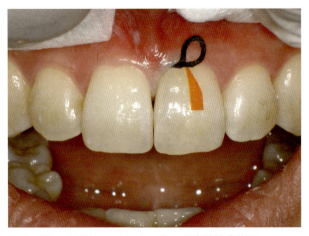

2-9 3Dクリアマトリックス内への充填操作完了

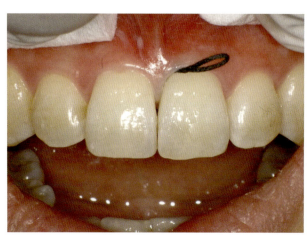

2-10 不足していた|1 隣接面歯頸部付近の豊隆形態を追加

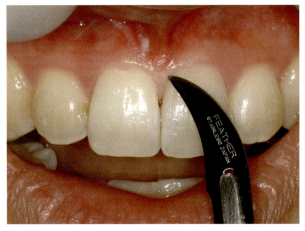

2-11 スカルペル（#12）にてマージン部の薄層コンポジットレジンをトリミング

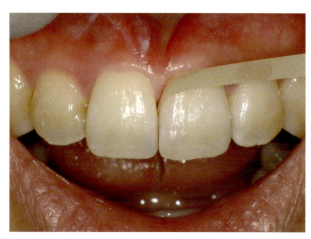

2-12 ストリップスによる研磨操作で，移行的な辺縁形態を獲得

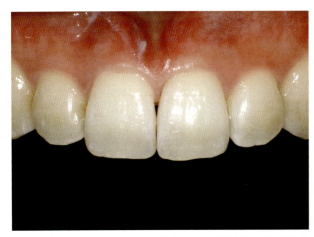

2-13 ⌊1 充填操作完了．接触点下の下部鼓形空隙は半分閉鎖

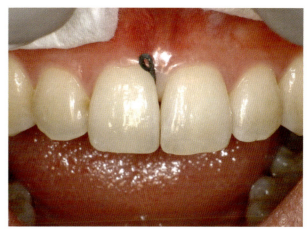

2-14 ⌊1 歯肉溝への圧排糸の挿入

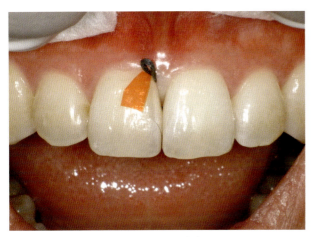

2-15 3D クリアマトリックスの試適

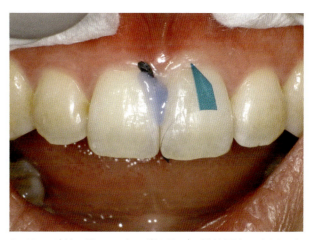

2-16 ⌊1 リン酸エッチング処理．⌊1 隣接面をマトリックスにより保護

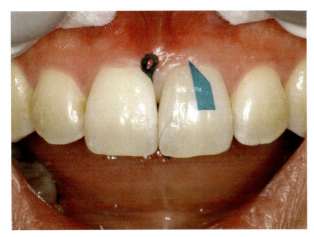

2-17 水洗・乾燥

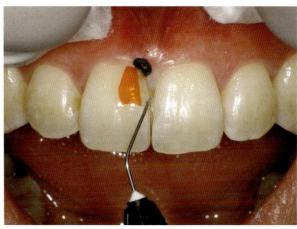

2-18 High フロータイプのフロアブルレジンを選択し，マトリックス内に注入

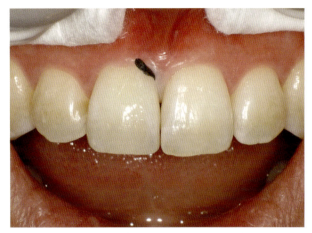

2-19 不足していた 1| 隣接面歯頸部付近の豊隆形態を追加

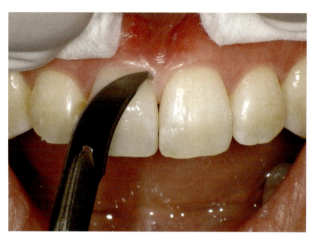

2-20 スカルペル（#12）にてマージン部の薄層コンポジットレジンをトリミング

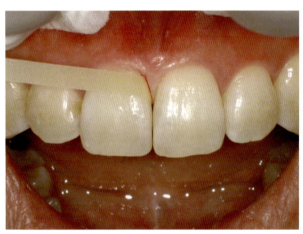

2-21 ストリップスによる研磨操作で，移行的な辺縁形態を獲得

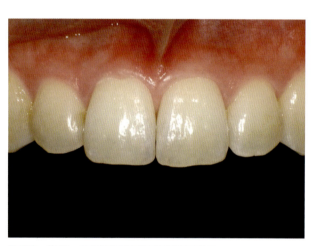

2-22 術後．下部鼓形空隙の閉鎖を完了

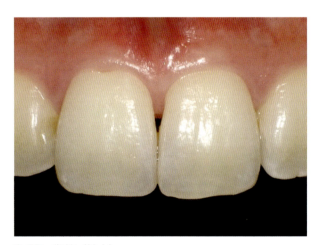

2-23 術前（拡大）

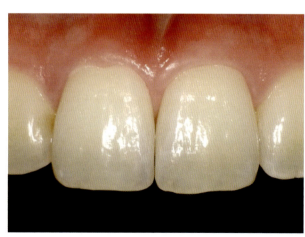

2-24 術後（拡大）

使用材料
① エッチング材：K エッチャント シリンジ（クラレノリタケデンタル）
② ボンディング材：ボンドフォースⅡ Pen（トクヤマデンタル）
③ コンポジットレジン：エステライトユニバーサルフロー（High）：A2（トクヤマデンタル）

> ### MATERIAL CHECK!
>
> #### エステライト ユニバーサル フロー（トクヤマデンタル）
>
> 　流動性の異なる3タイプ（High, Medium, Super Low）から用途に合わせて選択可能なフロアブルコンポジットレジン．球状フィラー（Φ200nm スープラナノ球状フィラー）と，新規の有機無機複合フィラーとの組み合わせにより，高い研磨性と光沢の持続性を実現している．
> 　高い流動性で窩洞細部に注入充填可能な High フロータイプ，切れの良い操作性と絶妙な流動性とを併せもつ Medium フロータイプ，流動性を制御して形態付与性に優れる Super Low タイプ，いずれも硬化体の強度や耐摩耗性には大きな差がなく，優れた機械的強度を共有している．
>
>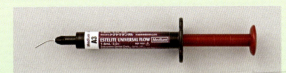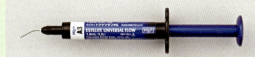
>
> #### ディスポーザブルスカルペル #12（フェザー）
>
> 　ステンレス製替刃メスとプラスチック製ハンドルが一体化した，ディスポーザブルスカルペルは滅菌済で，開封後すぐに使用可能．外科手術用のメスをコンポジットレジン修復のマージン部分トリミングに応用可能．
> 　さまざまな刃先形状が準備されているが，#12 の刃先形状は前歯部・臼歯部の隣接面部の歯質とコンポジットレジンとの境界部分を移行的に仕上げていく操作に最適．切れ味の良い刃先が健全エナメル質を傷つけることなく移動し，コンポジットレジン辺縁部の微小段差を木目の細かい切断面で削除可能．回転切削器具や研磨用ストリップスでは，マージン部の微小段差のみをピンポイントで形態修正することは不可能であり，スカルペルの本来の用途とは異なるが，有効な臨床活用方法である．
>
>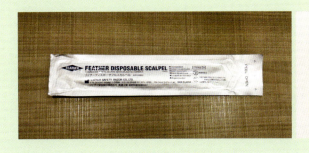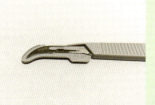

歯冠形態の小規模修正による上部鼓形空隙の閉鎖

　上部鼓形空隙の形態異常による審美障害が主訴．1|1 の歯冠形態は歯冠中央付近に最大豊隆部をもつ"樽型"の形状で，軽度歯列不正により隣接面接触点が歯肉側に大きく変位している．本症例のような，主に歯冠形態を原因とする歯間部空隙の閉鎖には，コンポジットレジンを活用した健全歯質無切削の歯冠形態修正が最も有力な治療オプションとなる．

　フラットタイプ クリアマトリックスの挿入スペースを歯肉溝に確保することを目標として圧排糸を使用し，流動性・細部到達性の高い High フロータイプのフロアブルレジンにより離開部の空隙を封鎖した．本症例では接触点が極端に歯肉側に変位しており，3D タイプ クリアマトリックスでの接触点の切縁側移動は困難であり，フラットタイプ クリアマトリックスを活用した接触面の切縁側への拡張により，広範囲の面接触による隣接面の空隙閉鎖を達成した．

　充填後の形態修正では，スーパーファインタイプのダイヤモンドポイントを使用し，前歯部全体として調和のとれた上部鼓形空隙の形態へと調整した．

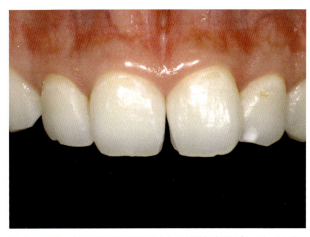

3-1 術前．前歯部歯間離開による審美障害が主訴．24歳，男性

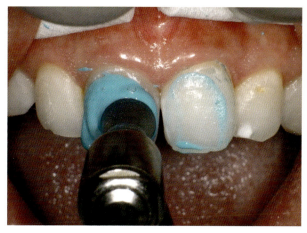

3-2 修復対象部位の歯面清掃

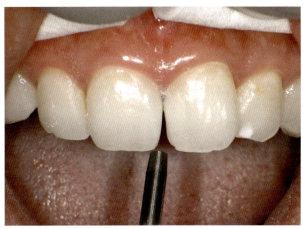

3-3 接着対象となる無切削エナメル質へのサンドブラスト処置

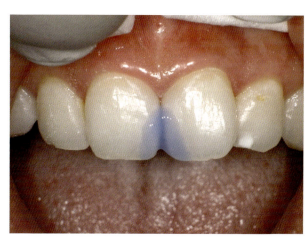

3-4 リン酸エッチング処理

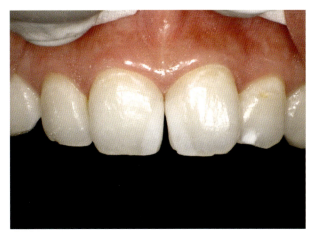

3-5 水洗・乾燥

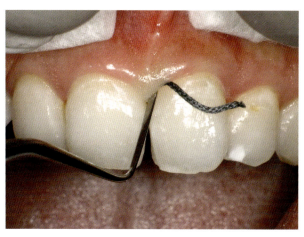

3-6 マトリックス挿入スペース確保のために圧排糸を挿入

CASE 5-1 前歯部小規模離開歯列への修復

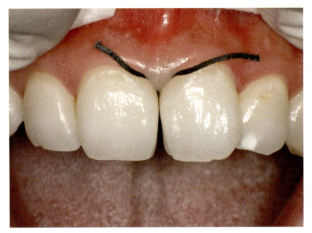

3-7　2ステップタイプ接着材による接着操作

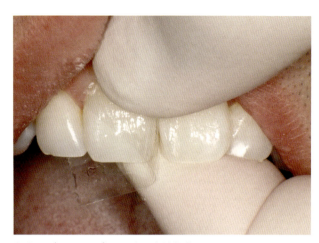

3-8　1| フロアブルレジン充填操作

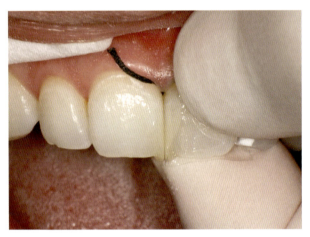

3-9　|1 フロアブルレジン充填操作

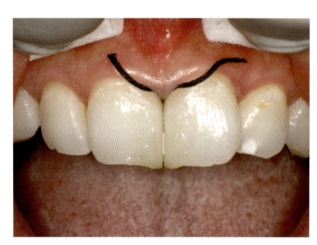

3-10　接触点位置を切縁側に拡張完了

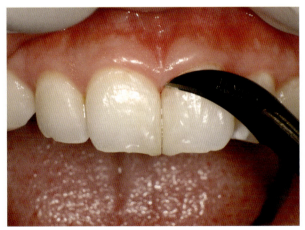

3-11　スカルペル（#12）にてマージン部の薄層コンポジットレジンをトリミング

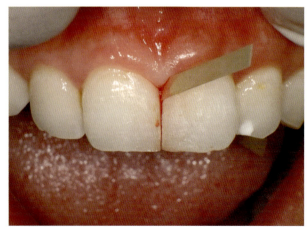

3-12　隣接面歯肉側マージン部を研磨用ストリップスにて仕上げ研磨

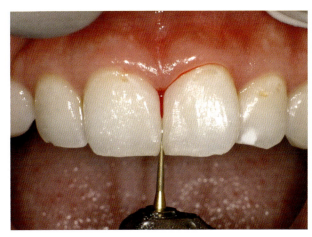

3-13 スーパーファインダイヤモンドポイントにて近心切縁隅角の設定

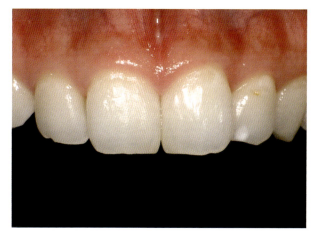

3-14 術後

使用材料

① エッチング材:K エッチャント シリンジ(クラレノリタケデンタル)
② ボンディング材:クリアフィル メガボンド(クラレノリタケデンタル)
③ コンポジットレジン:クリアフィル マジェスティ ES フロー(High):A2(クラレノリタケデンタル)

CASE PRESENTATION

木南意澄　Izumi Kominami
福岡市・昭和歯科医院

　40歳, 女性. 上顎正中離開による審美障害を主訴に来院された. 上顎中切歯間に1.5mmの空隙を認めた. 上顎前歯はすべて天然歯であり, 歯冠形態も標準的だったので, 審美回復治療としての第一選択は矯正治療であった. 他の選択として, 歯牙非切削でのダイレクトコンポジットレジン修復を提案した. 仕上がり結果や費用, 時間などをインフォームドコンセントした結果, モジュールによる歯牙移動を伴うダイレクトコンポジットレジン修復を選択された.

　1|1間の1.5mmを単純にコンポジットレジンで閉鎖すると, 1|1の幅径/長径比は78％⇒85％とかなり横広くなる. よって, モジュールを中切歯と側切歯間に入れて, 空隙を分配してから1|1近心, 2|2近心の4カ所にダイレクトコンポジットレジン修復を行う計画とした.

　モジュールを入れて1週間後, 1|1間が狭くなったのを確認し, 診断用ワックスアップを行った. |2はやや口蓋側に位置していたため, 唇側にも盛り足すようにした. ワックスアップ上で製作した口蓋側〜切縁のジグを用いて, 2|2にダイレクトコンポジットレジン修復を行った.

　移動の後戻りを考慮して, 1|1の充填は2週間後とした. 歯肉圧排を行い, 歯肉溝からの浸出液のコントロールと可及的に歯肉縁下から立ち上げ, 審美的形態に配慮した. ジグにて近心隅角〜コンタクト部までの口蓋側を再現した. 湾曲のついたプラスチックマトリックスを歯頸部に設置し, ハイフローレジンを流し込んだ. 唇側は研磨性の高いペーストレジンを用いた. 隣接の形態修正まで行ってから, 反対側に移った.

　レジン築盛はできるだけ素早く行うよう心がけ, 形態修正と研磨に時間をかけた. 歯肉縁下からの立ち上がりはデンタルX線写真で確認しながら, スムーズに移行するようにした. 患者はダイレクトコンポジットレジン修復の短い治療期間と審美的な結果に満足された.

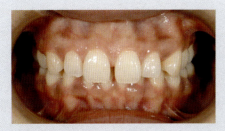

図1-1 初診時，上顎正中に1.5mmの空隙を認めた

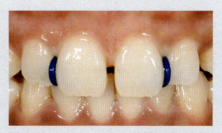

図1-2 モジュールを利用して，空隙をコントロールした

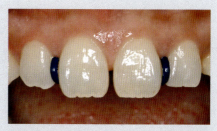

図1-3 1週間後，正中の空隙は0.8mmとなった

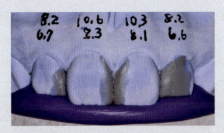

図1-4 診断用ワックスアップ．審美的な形態に配慮した

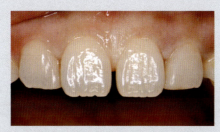

図1-5 2|2 のダイレクトコンポジットレジン修復．歯牙移動の保定を兼ねた

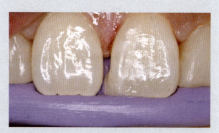

図1-6 ジグを用いることで，充填のスピードが上がる

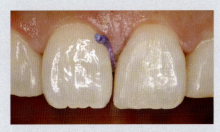

図1-7 隣接の形態を見ながら，片側ずつ充填を行った

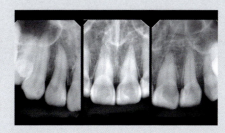

図1-8 歯肉縁下のマージンはデンタルX線写真にて確認した

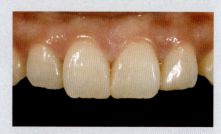

図1-9 術後．前歯ダイレクトコンポジットレジン修復は形態修正と研磨に注力している

臨床 CHECK POINT!

　離開歯列へのコンポジットレジン修復では，歯冠幅径の増加によるゴールデンプロポーションの崩壊が精度の高い審美性獲得の障害となることも多い．本症例では，最も視覚的注目を集める正中部のみに歯冠幅径を増加させることを回避するため，2|2 との歯間部に空隙を移動させ，前歯部全体としての審美的調和を獲得している．矯正治療用のモジュールを活用することで，患者の身体的・経済的負担はきわめて低く，かつ効果的な歯の移動を実現した．機智に富んだ離開歯列への対応であると感じる．

（田代浩史）

CASE PRESENTATION

田畑有希 Yuki Tabata
浜松市・田畑歯科クリニック

　15歳，男性．1|1部の正中離開による審美障害を主訴として来院．咬合状態に異常はなく，一部の臼歯咬合面にコンポジットレジン修復が施されているが，ほぼ天然歯であった．補綴治療による解決は歯質への侵襲が大きいため，MTMまたはコンポジットレジン修復を提案したところ，治療期間の短いコンポジットレジン修復を希望された．

　まず，スケーリングおよび歯面清掃を行った後，診断用模型を製作し，上下前歯部の中心咬合位・側方および前方運動時の接触に特筆すべき状態はないことを確認した．診断用ワックスアップ模型を提示し，患者に修復後の形態を確認し，シリコーンガイド（インプリンシス パテ，トクヤマデンタル）を製作した．

　1|1近心側約1/3にリン酸エッチング（ウルトラエッチJ，ウルトラデント）を行い，メガボンド2（クラレノリタケデンタル）による表面処理後，光照射器（ペンキュアー2000，モリタ）にて光照射を行った．シリコーンガイド正中部に切り込みを入れ，透明マトリックス（エピテックス，GC）を挿入した後，フロアブルレジン（ESフロー High A2，クラレノリタケデンタル）をシリコーンガイド正中部上に充填し，口腔内に装着した．唇側から光照射後，シリコーンガイドを撤去し，口蓋側からも十分な光照射を行った．

　歯頸部と接触点を結ぶ湾曲を構築するため，3次元的豊隆を賦与された透明マトリックス（アダプトセクショナルマトリックス，Kerr）を歯肉溝に挿入し，保持した．気泡や段差が生じないよう注意しながら，マトリックス内にフロアブルレジンを注入し，十分な光照射を行った．引き続き，フロアブルレジンにて唇側面の天然歯との移行形態を築盛し，充填を完了した．

　カーボランダムポイント，仕上げ用ダイヤモンドポイント，シリコーンポイント，研磨用ストリップスを用いて形態修正・研磨を行い，後日最終研磨を行った．今後は定期的なメインテナンスを行いながら，経時変化に対応していく．

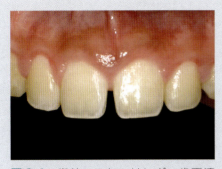

図 2-1 術前．スケーリング・歯面清掃後

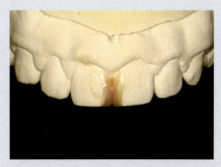

図 2-2 診断用ワックスアップ模型

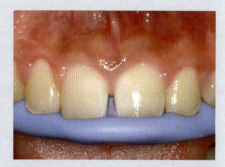

図 2-3 正中部に透明マトリックスを装着したシリコーンガイドの試適

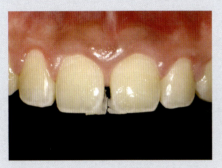

図 2-4 光重合後の口蓋側第1層目の積層基盤

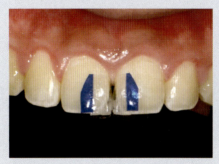

図 2-5 3D透明マトリックスの試適

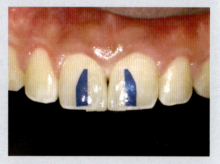

図 2-6 マトリックス内へのフロアブルレジン注入

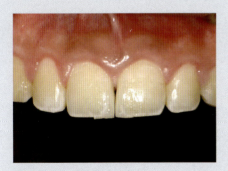

図 2-7 充填操作の完了

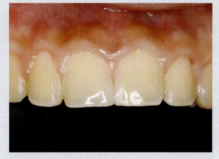

図 2-8 最終研磨後

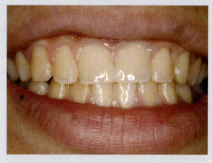

図 2-9 術後スマイル時

臨床 CHECK POINT!

　離開歯列へのコンポジットレジン修復対応を，再現性の高いシンプルなステップで実現している．特にシリコーンガイドの使用時には，正中部に透明マトリックスを挿入した状態でフロアブルレジンを充填し，両側からの充填操作で延長された接触点部のフロアブルレジンの接合を防止する工夫は有意義である．術後の充填部位は色調適合に優れ，患者の時間的制約を考慮した即日の審美修復対応が高い精度で行われたと感じる．

(田代浩史)

CASE 5-2 前歯部大規模離開歯列への修復

上顎前歯部大規模正中離開症例の審美改善

　大規模な前歯部離開歯列への修復の臨床ステップに注目する．

　本症例では，臼歯部の咬合状態はきわめて安定しており，上顎正中離開の原因は上顎歯列弓サイズに対する歯冠幅径総和の不足である．このような症例では，矯正治療により全顎的な歯牙移動を伴う対応では患者負担が大きく，問題解決のハードルが非常に高くなる．

　コンポジットレジンを活用した接着修復対応を中心に考えた場合には，離開部限定の充填操作により短期間で患者負担の少ない審美改善が可能となる．一方で，離開歯列へのコンポジットレジン修復での問題点は，歯冠長径の変化がない状態で歯冠幅径が増大し，ゴールデンプロポーションの崩壊が起こる点である．本症例でも仮充填時の状況から，「歯冠長径：歯冠幅径＝ 10：8」の審美的目標に対する妥協を患者が受け入れる必要がある．

　しかし，コンポジットレジンを活用した低侵襲な即時審美修復対応の術後予測を患者自身が把握し，可逆的な治療手段を選択するメリットを優先した結果，コンポジットレジンによる修復対応に移行する決断が下された．離開部を封鎖したワックスアップ模型とシリコーンガイド，2 種類の湾曲強さの 3D クリアマトリックスとフロアブルレジンとを適切なステップで活用し，仮充填で患者に示した術後予測を具現化した．

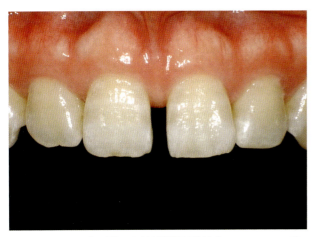

1-1 術前．1|1 間の歯間離開距離は約 1.5mm．34 歳，女性

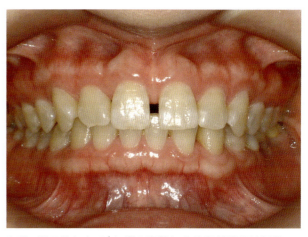

1-2 閉口時にも 1|1 間の空隙による審美障害は顕著

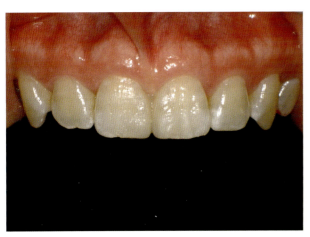

1-3 仮充填により術後状況を患者に説明

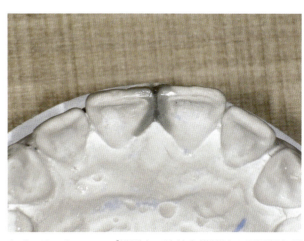

1-4 ワックスアップ模型上で接触点構築時の切縁隅角部を細部まで再現

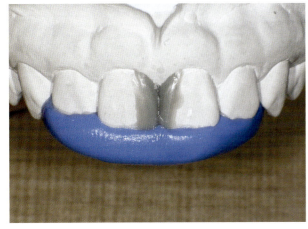

1-5 シリコーンガイドの製作

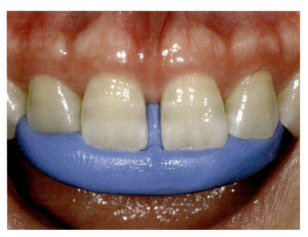

1-6 シリコーンガイドの口腔内試適

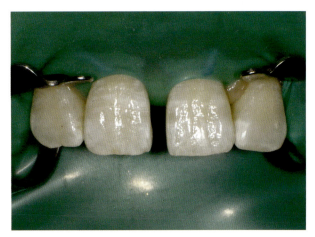

1-7 ラバーダムシステムの装着

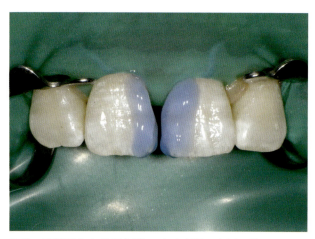

1-8 被着面となる無切削エナメル質へのリン酸エッチング処理

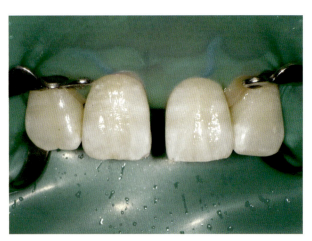

1-9 水洗,乾燥

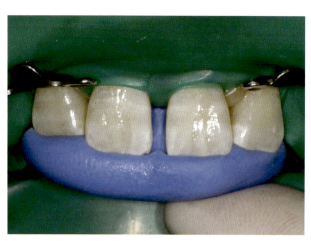

1-10 シリコーンガイドをトリミングして再度試適

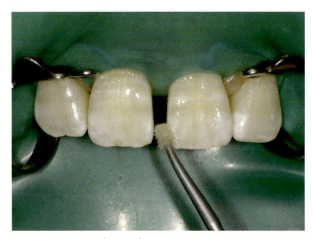

1-11 2ステップタイプ接着材によるセルフエッチングプライマー処理

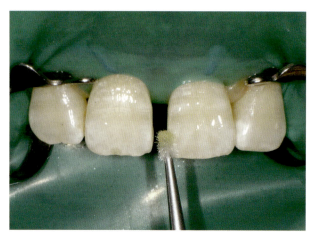

1-12 ボンディング処理

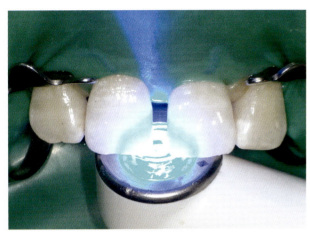

1-13 ボンディング材への光照射

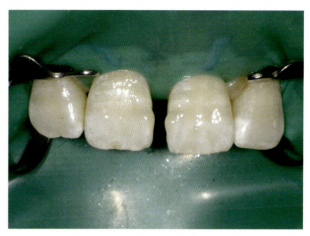

1-14 被着面への積層充填第1層目としてフロアブルレジンを塗布

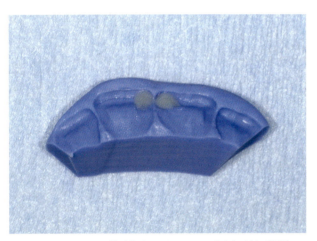

1-15 シリコーンガイド上へのフロアブルレジン設置

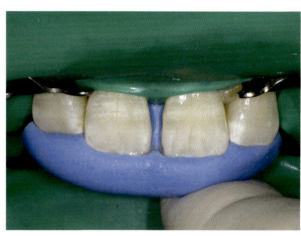

1-16 シリコーンガイド上のフロアブルレジンを充填部位に圧接

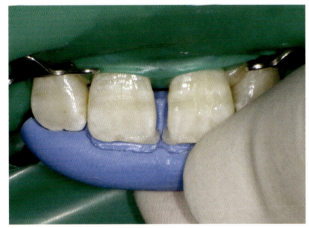

1-17 切縁隅角部は 1|1 からそれぞれ延長されたフロアブルレジンの連結を回避

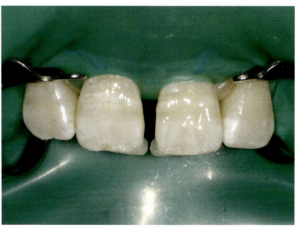

1-18 1|1 切縁隅角部には3Dクリアマトリックス挿入のスペースを確保

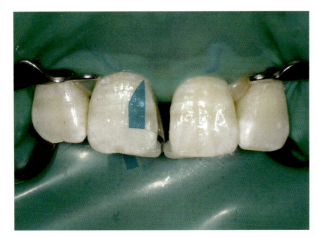
1-19 ⌊1 3Dクリアマトリックスの試適

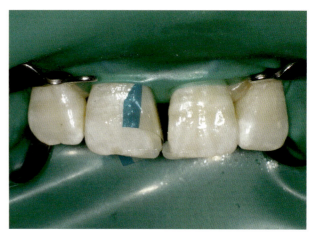
1-20 ⌊1 3Dクリアマトリックス内へのフロアブルレジン注入

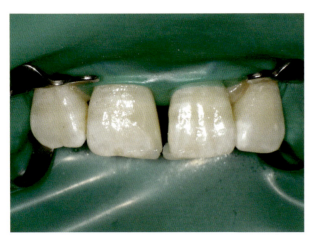
1-21 ⌊1 歯冠幅径増大を完了

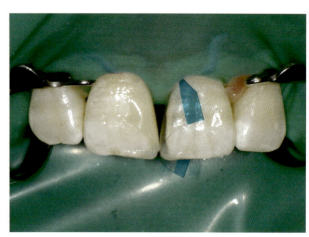
1-22 1⌋ 3Dクリアマトリックスの試適

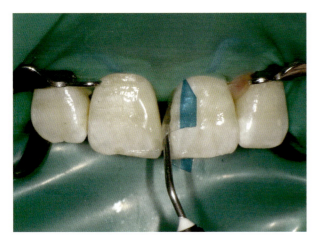
1-23 1⌋ 3Dクリアマトリックス内へのフロアブルレジン注入

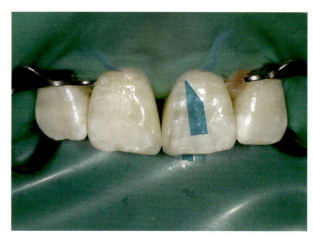
1-24 1⌋ 歯冠幅径増大を完了

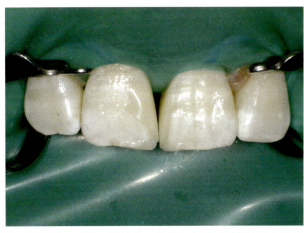

1-25 1|1 隣接面接触点の構築を完了．下部鼓形空隙は残存

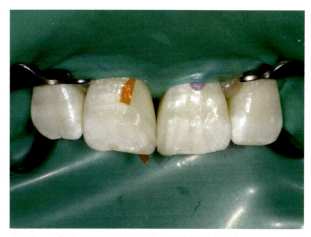

1-26 1| 隣接面歯頸部付近の豊隆形態を追加

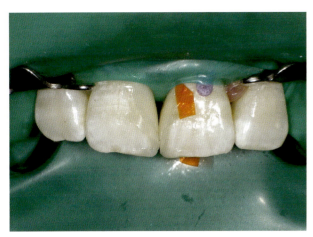

1-27 |1 隣接面歯頸部付近の豊隆形態を追加

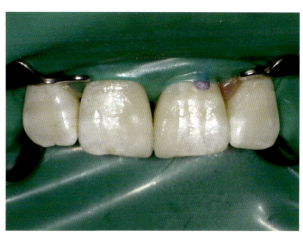

1-28 下部鼓形空隙の縮小を完了

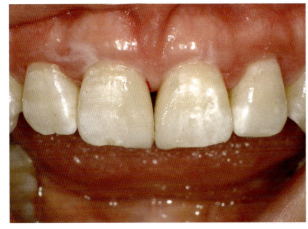

1-29 ペーストタイプのエナメルシェードレジンを最表層に使用して充填操作を完了

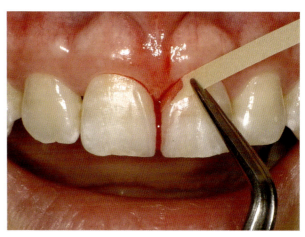

1-30 隣接面研磨ストリップスは側方より歯間部に挿入して使用

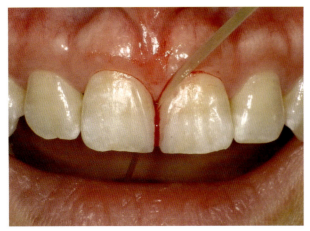

1-31 隣接面部の移行的な辺縁形態を獲得

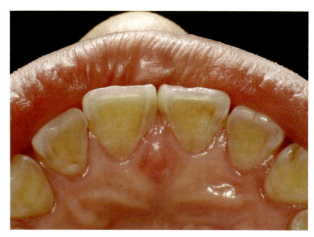

1-32 術後（口蓋側面観）

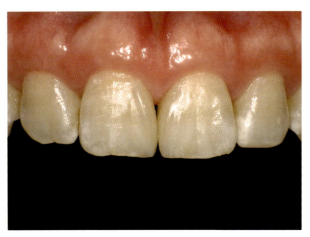

1-33 術後（正面観）

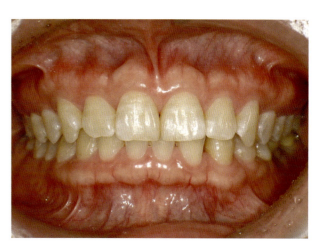

1-34 術後（閉口時）

使用材料
① エッチング材：K エッチャント シリンジ（クラレノリタケデンタル）
② ボンディング材：クリアフィル メガボンド 2（クラレノリタケデンタル）
③ コンポジットレジン：クリアフィル マジェスティ ES フロー（High）：A3（クラレノリタケデンタル）
　　　　　　　　　　エステライト アステリア：NE（トクヤマデンタル）

歯周病治療安定後，ブラックトライアングル閉鎖による審美改善

　歯周病治療安定後の患者の主訴は，上顎前歯部の下部鼓形空隙における大規模ブラックトライアングル発現による審美障害である．歯肉退縮による歯根露出で下部鼓形空隙が拡大し，2|の挺出により切縁位置の不調和が生じている．

　本症例では，2|の切縁をエナメル質の範囲内で一部切削して切縁位置を修正し，それぞれの離開部をコンポジットレジンにより封鎖して歯頸部の適切なカントゥアを構築して歯冠形態の調和を図った．仮充填によりコンポジットレジンの充填範囲と切縁位置の修正箇所を患者と確認し，この状態をシリコーン印象材で記録して充填時のガイドとして使用．コンポジットレジン被着部位の歯面清掃後，圧排糸（ウルトラパックコード#0）をそれぞれの歯肉溝に挿入し，止血剤（ボスミン外用液0.1％）を滴下して，10分程度放置して接着前処理を完了．圧排糸の除去後，止血と組織の乾燥とを確認し，すみやかに接着操作を行った．未切削エナメル質への接着力確保のため，リン酸エッチング処理後に1ステップタイプのセルフエッチングシステムを使用して接着操作を行い，3Dマトリックスの試適および充填操作に移行した．

　本症例では歯牙移動と歯根露出により大型のブラックトライアングルが存在するため，歯肉側から想定される仮想接触点までの湾曲形態を考慮した3Dクリアマトリックスの選択が重要である．湾曲特徴の大きなタイプの3Dクリアマトリックス（高さ6.5mm）を使用して接触点位置を歯頸側に移動させ，強いカントゥアを形成して下部鼓形空隙を縮小．手指によるマトリックスの辺縁部適合を確実に行い，流動性の高いフロアブルレジンを選択してマトリックス内に注入し，狭小空間へのコンポジットレジンの均一な充填を目標とした．隣接面形態の構築後，唇面には広範囲の充填部位を滑らかに薄層で被覆可能なエナメルシェードレジンを使用し充填操作を完了した．

　均一なフィラー形状を特徴とするコンポジットレジンによって被覆された歯冠部全体は，段階的な研磨操作で滑らかな表面性状と光沢度を容易に獲得可能である．

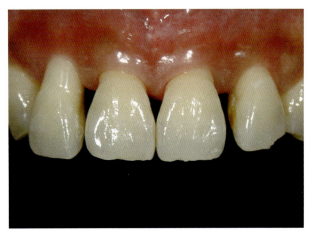

2-1 術前．44歳，女性

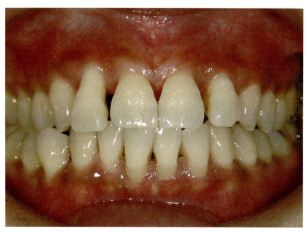

2-2 上顎前歯部の下部鼓形空隙が拡大し，2」は挺出

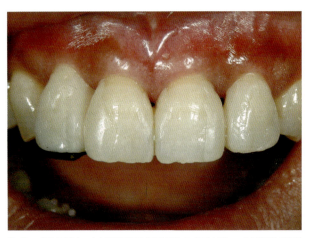

2-3 仮充塡により下部鼓形空隙を仮封鎖．2」削除予定部位を黒塗りして明示

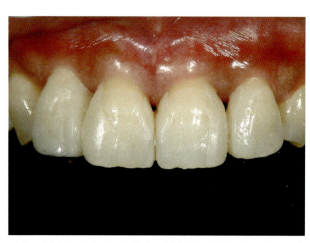

2-4 2」切縁位置修正イメージを確認．写真撮影して患者と共有

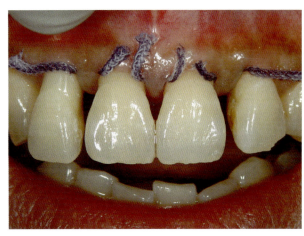

2-5 圧排糸挿入後の止血剤使用

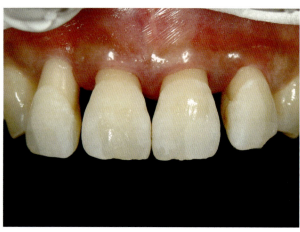

2-6 被着面となる無切削エナメル質へのリン酸エッチング処理．水洗，乾燥

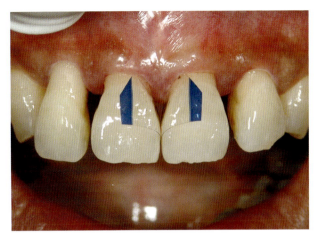

2-7 3Dクリアマトリックスの試適

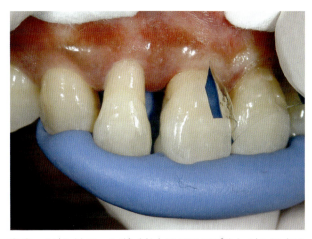

2-8 2̱1̱シリコーンガイド上でフロアブルレジンによる切縁隅角位置の設定

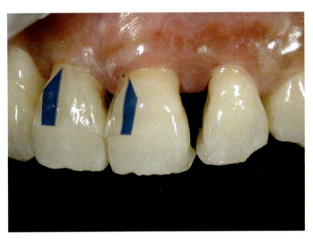

2-9 1̱2̱シリコーンガイド上でフロアブルレジンによる切縁隅角位置の設定

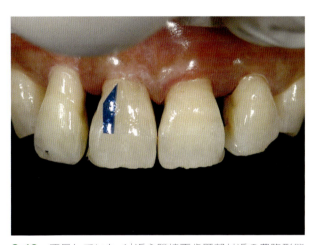

2-10 不足していた 1̱ 近心隣接面歯頚部付近の豊隆形態を追加

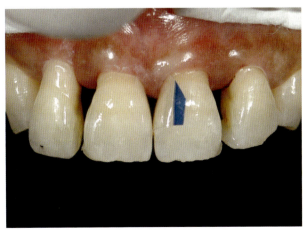

2-11 不足していた 1̱ 近心隣接面歯頚部付近の豊隆形態を追加

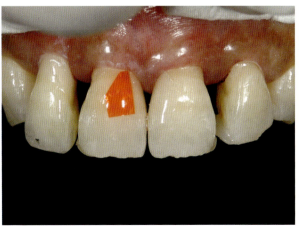

2-12 1̱ 3Dクリアマトリックスを交換して，歯頚部カントゥアを追加修正

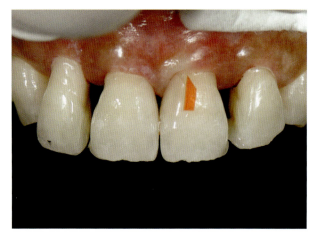

2-13 `1|` 3Dクリアマトリックスを交換して，歯頸部カントゥアを追加修正

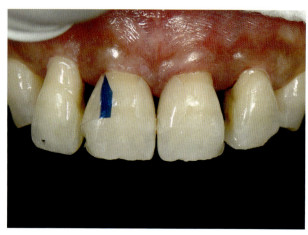

2-14 不足していた `1|` 遠心隣接面歯頸部付近の豊隆形態を追加

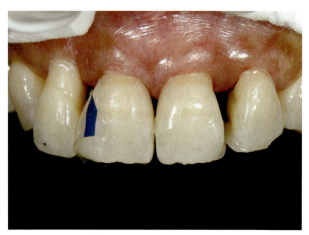

2-15 `1|` 遠心隣接面形態の再構築を切縁部まで移行的に延長

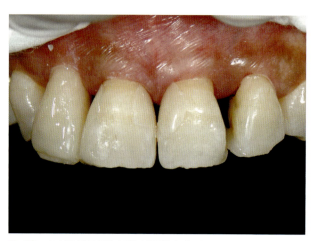

2-16 `21|` 下部鼓形空隙の閉鎖を完了

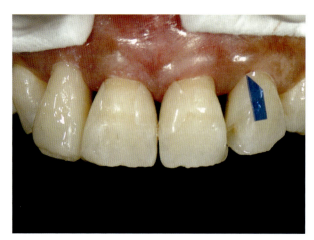

2-17 不足していた `|2` 近心隣接面歯頸部付近の豊隆形態を追加

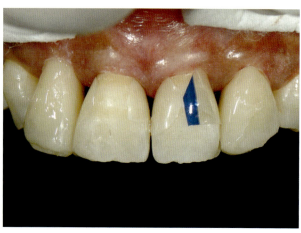

2-18 不足していた `|1` 遠心隣接面歯頸部付近の豊隆形態を追加

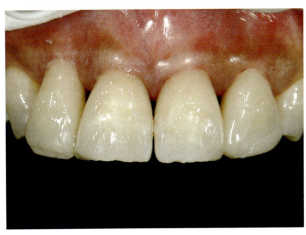

2-19 |1̲2̲ 下部鼓形空隙の閉鎖を完了

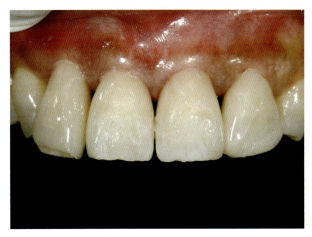

2-20 充填操作を完了

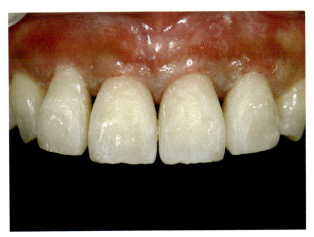

2-21 2̲| 切縁部を削除完了

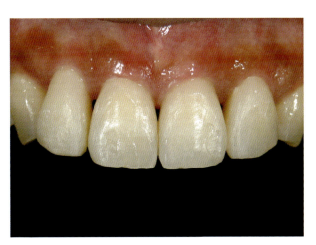

2-22 歯冠外形の形態修正を完了

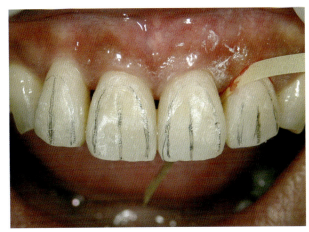

2-23 隣接面部の研磨操作，および唇側面の解剖学的形態の基準線を明示

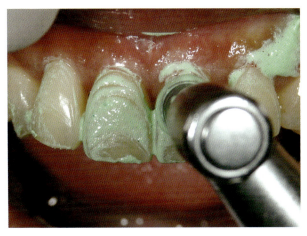

2-24 唇側面の研磨操作

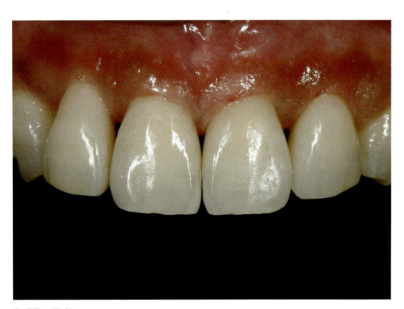

2-25 術後

使用材料
① エッチング材：エッチング ゲル（トクヤマデンタル）
② ボンディング材：ボンド フォース（トクヤマデンタル）
③ フロアブルレジン：エステライト フロー クイック：OA2（トクヤマデンタル）
④ エナメルシェードレジン：エステライト アステリア：NE（トクヤマデンタル）

MATERIAL CHECK!

アダプトセクショナルマトリックス（Kerr）

　コンポジットレジン充填時の隣接面用 3D マトリックスシステム．歯冠形態に近似したカントゥアが付与されており，緩やかなカントゥアの「モデレートカーブ」と，大きなカントゥアの「インクリーズドカーブ」，それぞれに 2 種類の幅（5.0mm・6.5mm）のバリエーションをもつ．厚さは 50μm で，隣接面接触点の緊密な回復には，くさびなどの歯間離開装置の併用が必要である．

　必要に応じてハサミなどでトリミングし，適切なサイズに加工して使用することも可能である．

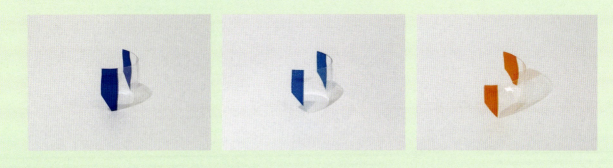

ニッシン プラスチックストリップス（ニッシン）

　隣接面研磨用のストリップス．研磨砥粒は片面のみ付着して，隣在歯を傷つけずに研磨操作が可能．研磨粗さにより 3 段階の設定があり，荒研磨（グリーン）＃280・中研磨（イエロー）＃600・仕上げ研磨（ホワイト）＃1000 の順に段階的に研磨面の表面粗さを縮小する．ストリップスの幅は 2.5mm，隣接面接触点下の研磨操作を行う際には，コンタクトポイントを損傷しないように，鼓形空隙側方より挿入する操作が重要である．

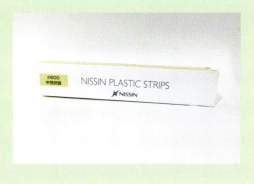

CASE PRESENTATION

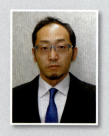

湯浅由崇　Yutaka Yuasa
和歌山市・湯浅歯科医院

　58歳，女性．下顎前歯部の審美障害を主訴に来院．う蝕治療等で他院を受診していたが，特に歯周病やメインテナンス等に関する説明は受けたことはなかったとのこと．当院にて保存不可能歯の抜歯，補綴処置，歯周治療終了後にメインテナンスの重要性について説明を行った．以後，定期的にメインテナンスで来院していたが，口腔内への関心の高まりにつれて，以前は気にしていなかった下顎前歯部の離開が気になるようになり，離開部の改善方法について相談があった．

　治療方針として，①矯正治療，②コンポジットレジン充填，③ラミネートベニア修復，④前装鋳造冠，の4つの選択肢を説明．患者の希望により，健全歯質の切削を必要とするラミネートベニア修復と前装鋳造冠は選択肢から除外．矯正治療についても治療期間と臼歯部再補綴の可能性から患者が難色を示し，コンポジットレジン充填を希望した．

　下顎前歯部の歯冠幅径バランスを考慮して，ワックスアップ，模型上でシリコーンガイドを製作した．Mr. サースティ（モリタ）を使用した防湿，圧排糸による歯肉圧排の後，接着操作に移行した．シリコーンガイドを用いて切縁部分の充填とバックウォールを製作．3Dクリアマトリックスを試適し，マトリックス内にエステライトフロークイック ハイフロー A3（トクヤマデンタル）を充填．唇側面にエステライトアステリア A3B（トクヤマデンタル）を充填し，離開部封鎖を完了した．

臨床 CHECK POINT!

　下顎前歯部の複数の歯間部に分散して存在する間隙に対し，コンポジットレジンを活用して無切削で審美回復したきわめて患者満足度の高い修復内容．術前の作業用模型上で充填箇所とそのボリュームについてのシミュレーションが適切に行われ，シリコーンガイドを活用してバランスの良い下顎前歯部歯列が構築されている．

　隣接面部充填後に唇側面に使用されたエステライト アステリア A3B の色調は，周囲の歯冠色と高い適合性を示しており，マテリアルセレクトの正確さを感じる．

（田代浩史）

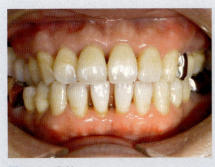

図 1-1 術前

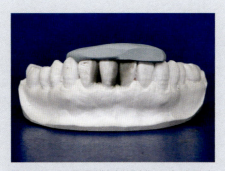

図 1-2 作業用模型を製作し充填予定部位をワックスアップ．シリコーンガイドを製作

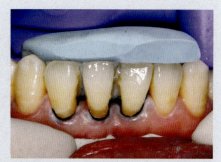

図 1-3 シリコーンガイドを用いて切縁部分の充填とバックウォールを製作

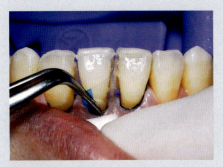

図 1-4 マトリックスを試適

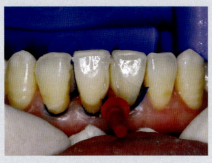

図 1-5 くさびを挿入してマトリックスを固定し，フロアブルレジンを充填

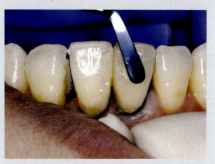

図 1-6 唇側面にエステライトアステリア（A3B）を充填し，1|1 の充填を完了

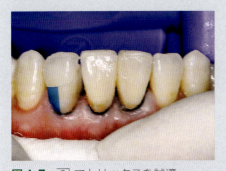

図 1-7 2| マトリックスを試適

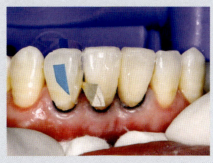

図 1-8 くさびを挿入してマトリックスを固定し，フロアブルレジンを充填

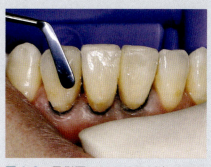

図 1-9 唇側面にエステライトアステリア（A3B）を充填し，2| の充填を完了

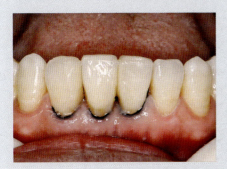

図 1-10 充填操作を完了

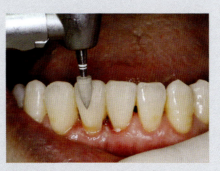

図 1-11 形態修正，研磨操作

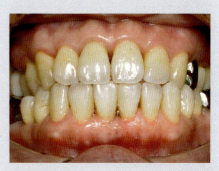

図 1-12 術後

CASE PRESENTATION

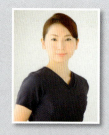

石川愛子　Aiko Ishikwa
浜松市・大庭歯科医院

　35歳，男性．主訴は，上下顎前歯部の離開歯列による審美障害．1|1 切縁部には小規模破折を認め，コンポジットレジンによる離開部封鎖と破折部修復とを計画した．今回は日常臨床において欠かせない存在となっている，フロアブルタイプのコンポジットレジンのみを使用して修復操作を行った．

　前歯部の細かい充填や高い審美性が要求される症例において，優れた操作性と色調適合性の高さを実感できるタイプのフロアブルレジンを採用した．流動性の違いによって，SuperLow・Low・Highと3種類のフロータイプが揃うクリアフィル マジェスティ ES フローシリーズ（クラレノリタケデンタル）のなかで，Lowフロータイプを選択．限られた狭い充填スペースでもスムーズに操作でき，チップ先端でのキレも良いため充填時のストレスが少ない．また，優れた光拡散性を有し，コンポジットレジンと周囲歯質との色調のなじみが良く，硬化前後の色調変化も少ないため術者のイメージに近い色調を再現しやすいと感じている．

　初回修復操作は2013年5月，約3年後に部分破折への補修修復を行った．現在，術後約4年が経過し，定期的なメインテナンスにより審美性は継続的に確保されている．

臨床 CHECK POINT!

　咬合様式に起因すると考えられる上顎前歯部の破折症例に，正中部離開を伴う審美障害．難易度の高い修復対象に，フロアブルレジンのみで対応したチャレンジ症例．

　術者にとって本症例の患者は身近な家族であるとのこと，問題を解決する治療オプションとして最も低侵襲な「コンポジットレジン修復」と「継続的なメインテナンス」を選択したのは，当然の流れであると感じる．修復直後の審美性をメインテナンスフリーで長期間維持することは不可能であるが，身近な患者にこそ低侵襲を最優先した治療方法とメインテナンスの重要性を共有することが重要であり，本症例のような対応が今後多くの患者に受け入れられる可能性は高いと考える．

（田代浩史）

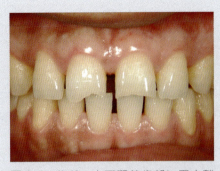
図 2-1　術前．上下顎前歯部に正中離開

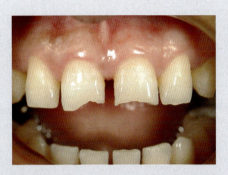
図 2-2　1|1 切縁部には小規模の破折を認める

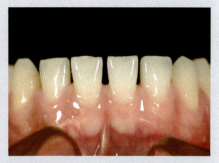
図 2-3　下顎前歯部の離開距離は小規模

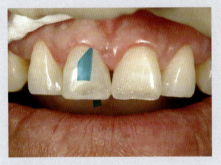
図 2-4　3Dクリアマトリックスを使用したフロアブルレジン充填

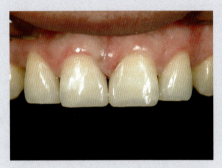
図 2-5　上顎前歯部の修復を完了（術直後，2013.5）

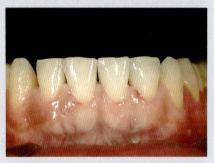
図 2-6　下顎前歯部の修復を完了（術直後，2013.5）

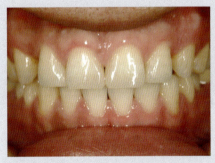
図 2-7　術直後（2013.5）

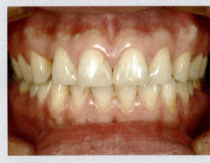
図 2-8　定期検診時（2016.2）

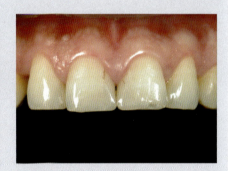
図 2-9　|1 切縁部には小規模の破折，歯肉側マージン部に着色を認める

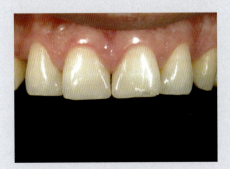
図 2-10　着色部の再研磨後

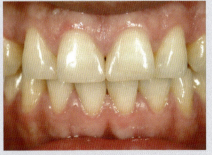
図 2-11　|1 破折部の補修修復後（2016.2）

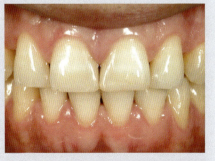
図 2-12　定期検診時（2017.4）

CASE 6 | 前歯部歯列への ダイレクトベニア修復

軽度歯列不正・加齢による歯冠部歯質変色への審美改善

　前歯部歯列への審美改善手段として行われたダイレクトベニア修復の臨床ステップに注目する．

　本症例では臼歯部の咬合状態に関する問題は認められず，時間経過による旧修復材料の劣化，および加齢による歯冠部歯質の変色が審美障害の主要因となっている．唇側面全体を直接法コンポジットレジン修復にて覆い，歯冠形態の左右対称性や唇側面色調の明度を向上させ，上顎前歯部全体としての審美性を整備する計画とした．充填予定のペーストタイプコンポジットレジンを使用して仮充填を行い，部位によるコンポジットレジン使用量と厚さによる色調表現とを確認し，この状況を患者と共有して実際の修復操作に移行した．

　唇側面の無切削エナメル質に対してはボンディング材使用前のリン酸エッチング処理を行い，間接法ラミネートベニア修復でのレジンセメント使用と比較した直接修復の接着力のアドバンテージを確保した．軽度変色した歯冠部歯質を無切削の状況でコンポジットレジンにて被覆し，明度の高い均一な色調へと改善するためには，光透過性の低いオペークタイプコンポジットレジンを1.0～1.5mmの厚さで滑らかに充填する必要がある．このような用途でワンペーストを広範囲に伸びやかに充填することが可能なペーストタイプコンポジットレジンとしては，エステライトアステリア（トクヤマデンタル）ボディペーストの活用が大変有効である．

　本症例で使用したボディペースト（A2B shade）では，辺縁部で薄層化したコンポジットレジンペーストが断裂することなく伸びやかに広がる操作性と，薄層化してもレジンペーストの明度が確保される色調再現性が両立している．

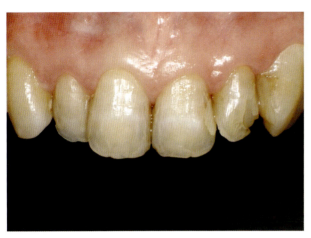

1-1 術前．上顎前歯部の審美改善を主訴に来院．69歳，女性

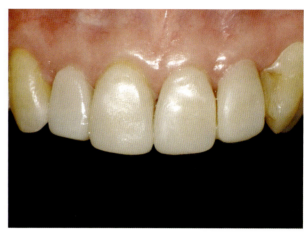

1-2 唇側面充填予定のペーストタイプコンポジットレジンを使用して仮充填

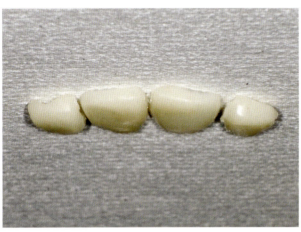

1-3 仮充填したコンポジットレジンを撤去．厚さは1.0〜1.5mm程度

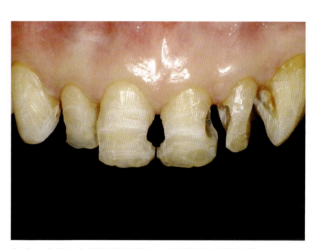

1-4 変色した旧修復材料および感染象牙質を除去

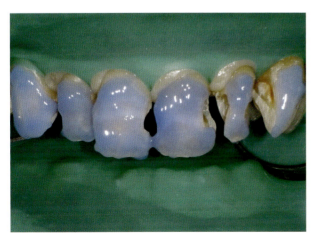

1-5 充填予定部位へのリン酸エッチング処理後，水洗・乾燥

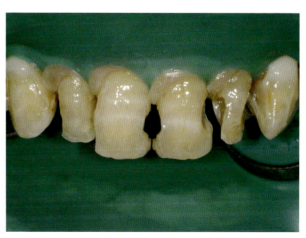

1-6 接着操作後，3|3 歯頸部へのフロアブルレジン充填により，ラバーダムシートを排除

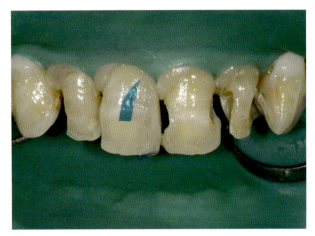

1-7 ⌋1 近心隣接面へのフロアブルレジン充填

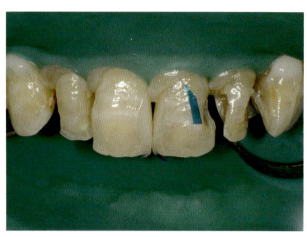

1-8 ⌊1 近心隣接面へのフロアブルレジン充填．接触点の再構築

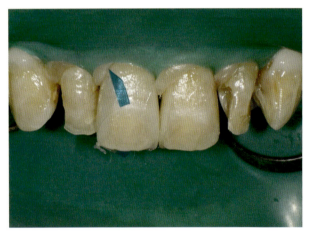

1-9 ⌋1 遠心隣接面へのフロアブルレジン充填

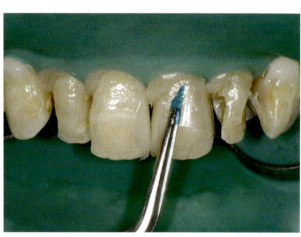

1-10 ⌊1 遠心隣接面へのフロアブルレジン充填

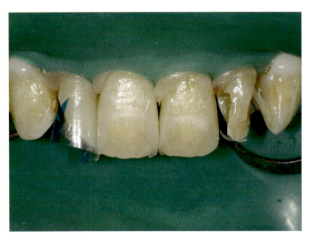

1-11 ⌋2 近心隣接面へのフロアブルレジン充填

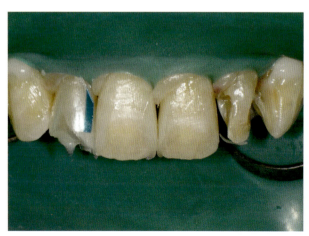

1-12 ⌋2 遠心隣接面へのフロアブルレジン充填

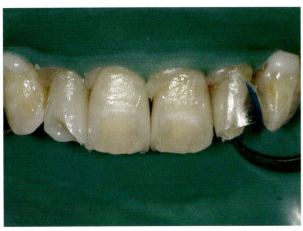

1-13 └2 近心隣接面へのフロアブルレジン充填

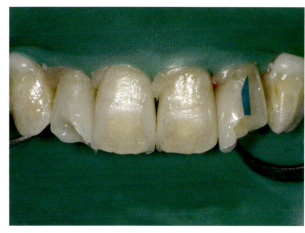

1-14 └2 遠心隣接面へのフロアブルレジン充填

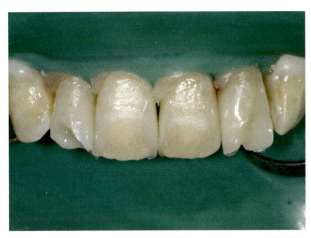

1-15 上顎前歯部全体として，隣接面接触点の再構築を完了

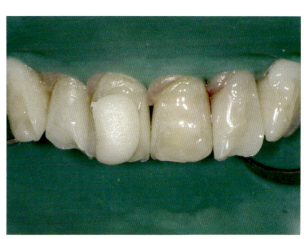

1-16 1┘唇側面へのペーストタイプコンポジットレジンの設置

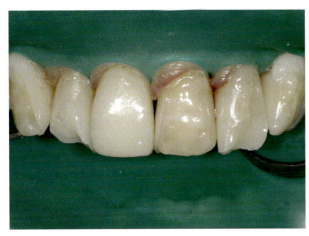

1-17 1┘唇側面へのペーストタイプコンポジットレジンの充填・形態付与を完了

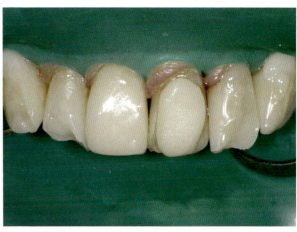

1-18 └1 唇側面へのペーストタイプコンポジットレジンの設置

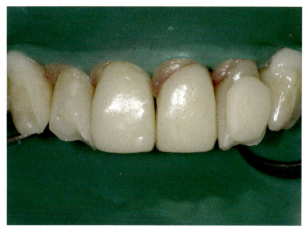

1-19 |1 唇側面への充填・形態付与を完了．|2 唇側面へのレジンペースト設置

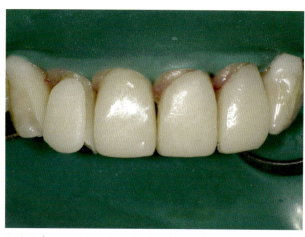

1-20 |2 唇側面への充填・形態付与を完了．2| 唇側面へのレジンペースト設置

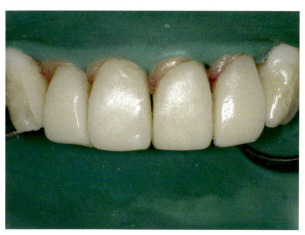

1-21 2|+|2 切縁傾斜および唇側面形態の左右対称性を確認

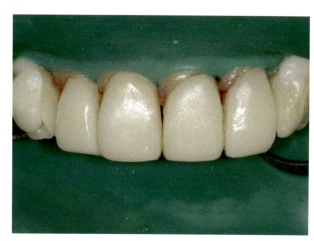

1-22 3| 唇側面へのレジンペースト設置

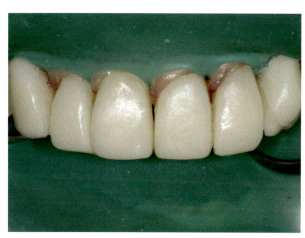

1-23 3| 唇側面への充填・形態付与を完了．|3 唇側面へのレジンペースト設置

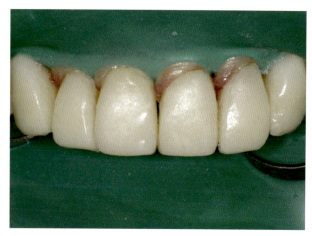

1-24 3|+|3 充填操作を完了

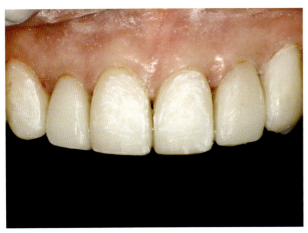

1-25 切縁および唇側面形態の左右対称性を確認

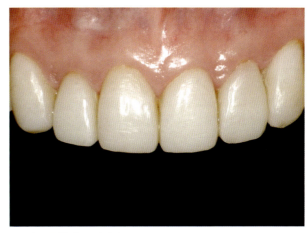

1-26 形態修正を完了

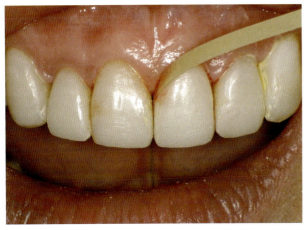

1-27 研磨用ストリップスによる歯間部隣接面の研磨操作

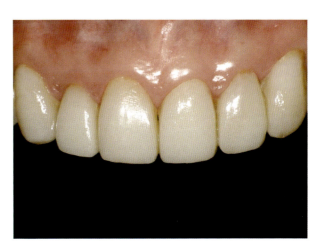

1-28 仕上げ研磨操作を完了．術直後

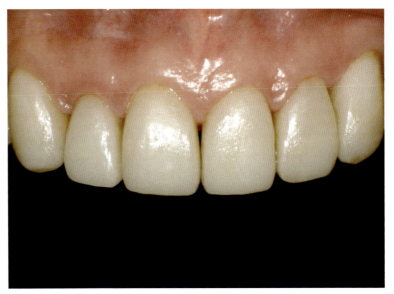

1-29 1年後，定期検診時

使用材料
① エッチング材：K エッチャント シリンジ（クラレノリタケデンタル）
② ボンディング材：ボンドフォースⅡ Pen（トクヤマデンタル）
③ コンポジットレジン：エステライトユニバーサルフロー（High）：A2（トクヤマデンタル）
　　　　　　　　　　エステライトアステリア：A2B（トクヤマデンタル）

MATERIAL CHECK!

K エッチャント シリンジ（クラレノリタケデンタル）

　リン酸に視認性の高い色調を付与したシリンジタイプのエッチング材．塗布範囲を細かく規定可能で，エナメル質に対するセレクティブエッチングでの操作性に優れている．リン酸濃度35％で，pH1.7～2.1と高い酸性度に設定されているため，耐酸性の低い象牙質への付着は過脱灰による接着力低下の原因となるため，注意が必要である．

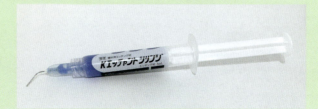

テトラサイクリン変色歯へのダイレクトベニア修復

　中等度のテトラサイクリン変色歯に対して行われた，コンポジットレジンによるダイレクトベニア修復症例．

　患者は37歳の男性．これまでも上下顎前歯部の審美障害を歯科医院にて相談するも，示された治療のオプションは「レジン前装鋳造冠」「陶材焼付鋳造冠」「ポーセレンラミネートベニア修復」であり，最低でも約1.0mmの唇側面健全エナメル質の切削を伴う治療方法であった．患者にとって「審美性の改善」と「健全歯質の保全」との間に優先順位はなく，この2つの前提条件が両立する治療オプションが提示されるまでは治療着手の意思決定が延期されてきた経緯があり，現在に至っている．

　今回，この患者に提案された新たな治療オプションは，上下顎前歯部唇側面へのコンポジットレジン直接法を応用した「ダイレクトベニア修復」であり，健全歯質の削除を伴わない審美改善手段として患者は大きな関心と期待を示した．しかし，この治療方法を患者に提示する際の重要な注意点として，「審美性改善の現実的な効果を明確に患者に伝達する責任」の重要性を忘れてはいけない．「審美性の改善」とはきわめて主観的な感覚であり，患者個々にその期待値は大きく異なる．健全歯質無切削で達成される「審美性の改善」と「唇側面にコンポジットレジンが充填された状況の違和感」とが，どの程度のコンポジットレジンの厚さによって適切な着地点として設定されるかは，患者によって変化することを理解しておく必要がある．このような観点より，充填予定のコンポジットレジンを使用した仮充填および患者による色調確認は必須であり，この時点で患者満足が得られない場合には，この治療オプションからの撤退を決断する必要もあると考える．

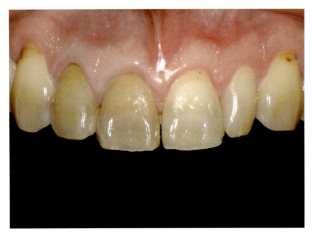

2-1 術前．上顎前歯部の色調改善を主訴に来院．37歳，男性

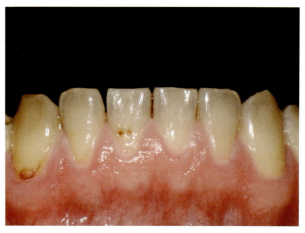

2-2 下顎前歯部の色調も軽度変色が認められる

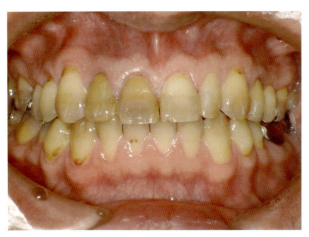

2-3 臼歯部の咬合関係は安定している

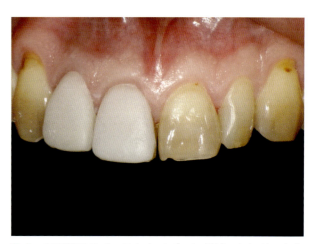

2-4 充填予定のペーストタイプコンポジットレジンを使用して色調確認

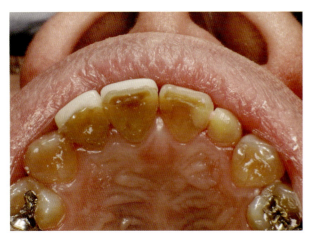

2-5 色調改善には最低でも1.0mmの厚さのレジンペーストが必要となる

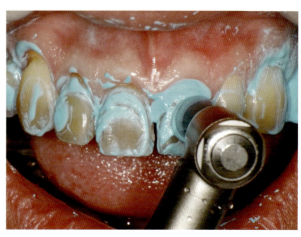

2-6 被着面の清掃

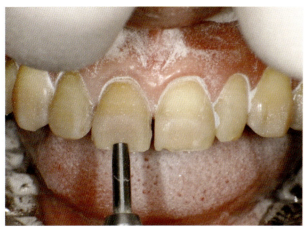

2-7 接着対象となる無切削エナメル質へのサンドブラスト処置

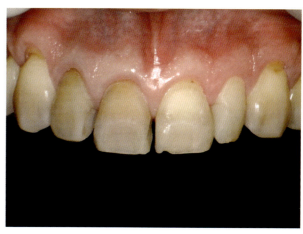

2-8 サンドブラスト処理後,水洗・乾燥

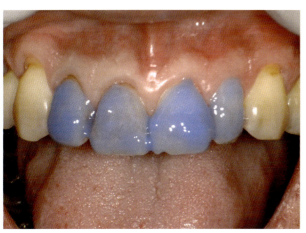

2-9 <u>2┼2</u> 被着面となる無切削エナメル質へのリン酸エッチング処理

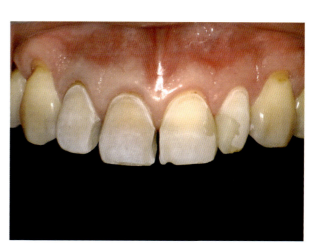

2-10 水洗・乾燥

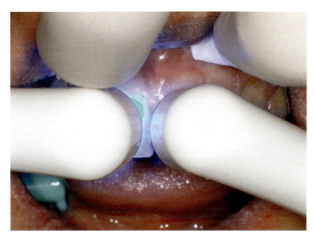

2-11 ボンディング材への光照射

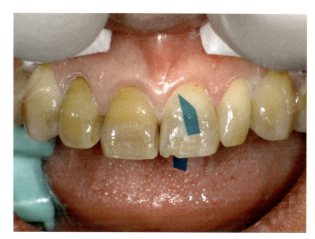

2-12 <u>┕1</u> 3Dクリアマトリックスを使用した近心隣接面の充填操作

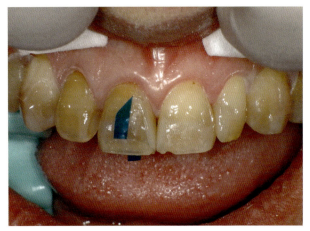

2-13 1| 3Dクリアマトリックスを使用した隣接面接触点の構築

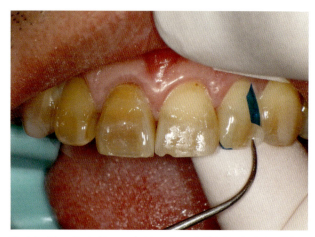

2-14 |2 3Dクリアマトリックスを使用した遠心隣接面の充填操作

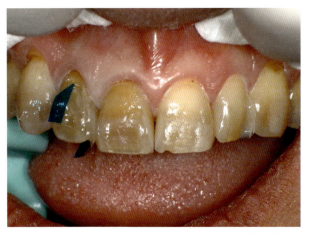

2-15 2| 3Dクリアマトリックスを使用した近心隣接面の充填操作

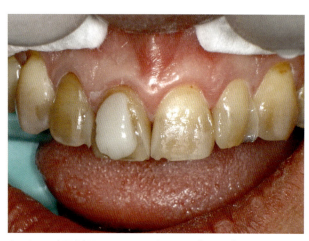

2-16 1| 唇側面へのペーストタイプコンポジットレジンの設置

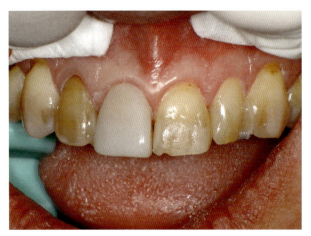

2-17 1| 唇側面への充填・形態付与を完了

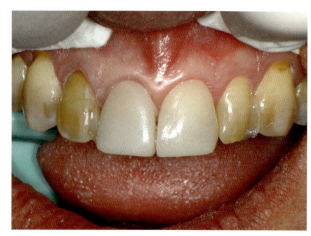

2-18 |1 唇側面への充填・形態付与を完了

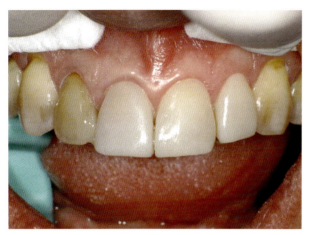

2-19 ⌊2 唇側面への充填・形態付与を完了

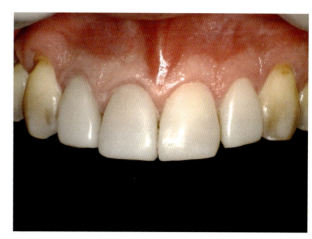

2-20 2⏉2 充填操作の完了

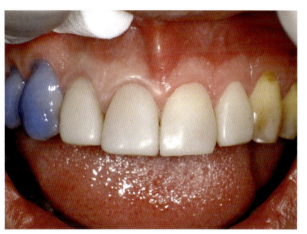

2-21 ⌊43 被着面となる無切削エナメル質へのリン酸エッチング処理

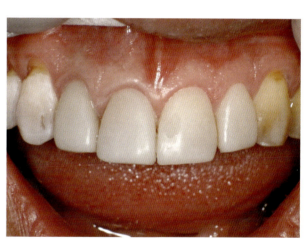

2-22 ⌊43 水洗・乾燥

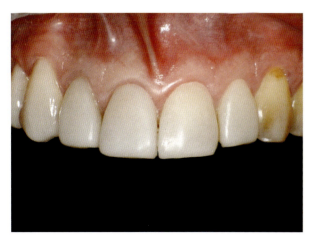

2-23 ⌊43 唇側面への充填・形態付与を完了

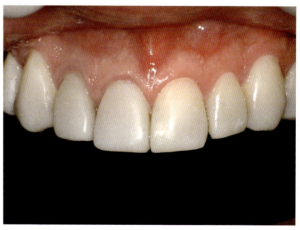

2-24 ⌊34 唇側面への充填・形態付与を完了

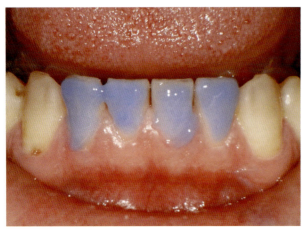

2-25 2̄1̄2̄ 被着面となる無切削エナメル質へのリン酸エッチング処理

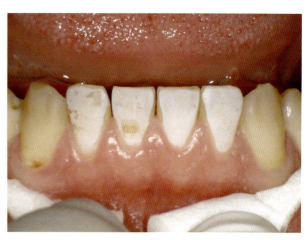

2-26 水洗・乾燥

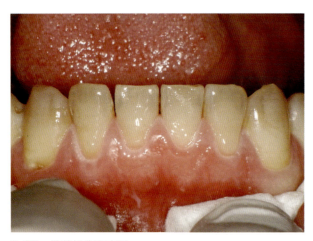

2-27 接着操作を完了

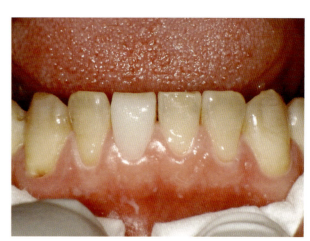

2-28 1̄ 唇側面への充填・形態付与を完了

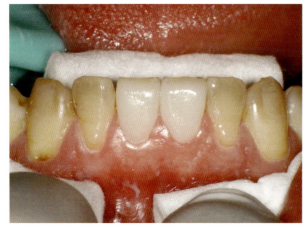

2-29 1̄ 唇側面への充填・形態付与を完了

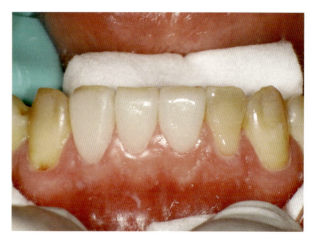

2-30 2̄ 唇側面への充填・形態付与を完了

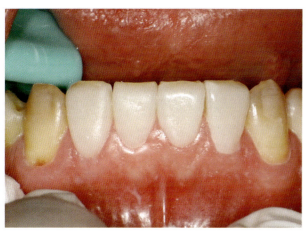

2-31 ②唇側面への充填・形態付与を完了

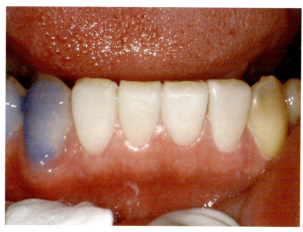

2-32 ④③被着面となる無切削エナメル質へのリン酸エッチング処理

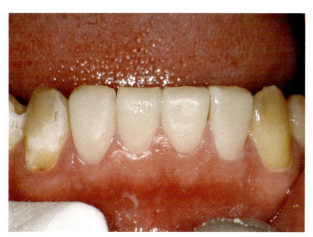

2-33 水洗・乾燥

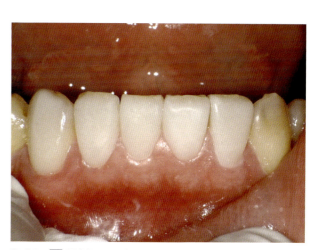

2-34 ③唇側面への充填・形態付与を完了

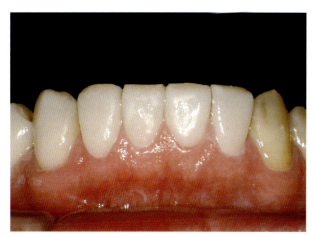

2-35 ④唇側面への充填・形態付与を完了

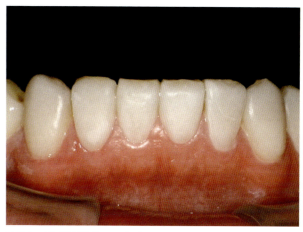

2-36 ③④唇側面への充填・形態付与を完了

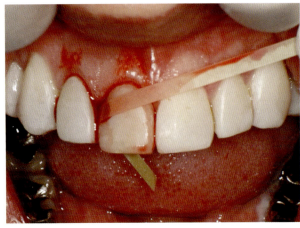

2-37 研磨用ストリップスによる歯間部隣接面の研磨操作

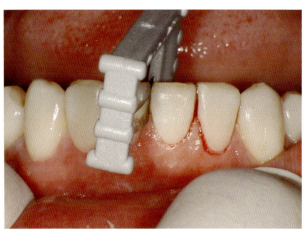

2-38 研磨用メタルストリップスによる歯間部隣接面の研磨操作

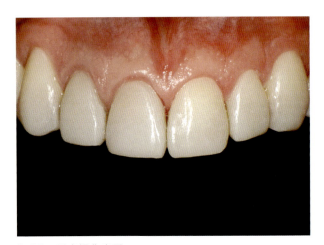

2-39 研磨操作完了

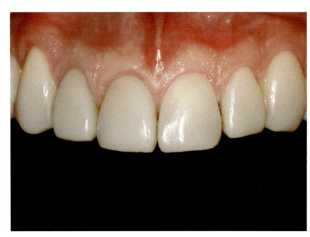

2-40 上顎前歯部，術後

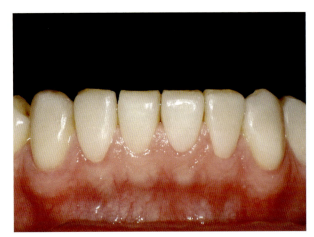

2-41 下顎前歯部，術後

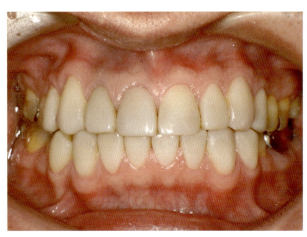

2-42 術後

使用材料

① エッチング材：K エッチャント シリンジ（クラレノリタケデンタル）
② ボンディング材：クリアフィル メガボンド（クラレノリタケデンタル）
③ コンポジットレジン：エステライト フロー クイック：OA2（トクヤマデンタル）
　　　　　　　　　　エステライト アステリア：A2B（トクヤマデンタル）

> **MATERIAL CHECK!**
>
> **エステライト アステリア（トクヤマデンタル）**
>
> 　審美性を追求した自費診療用コンポジットレジン．ボディ色・エナメル色の2層構造でシンプルなレイヤリングが可能．「スープラナノ球状フィラー」配合で，高い色調適合性と光沢持続性をもつ．ペースト性状はべたつかず，充填器での形態付与において高い操作性が確保されている．充填後の長期経過症例においても，コンポジットレジン表面の艶が持続する「セルフシャイニング機能」が特徴．

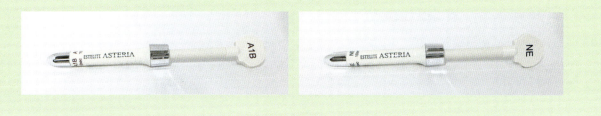

CASE PRESENTATION

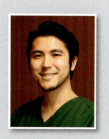

宮城和彦　Kazuhiko Miyagi

浜松市・みやぎ歯科室

　62歳，女性．上顎左側臼歯部の疼痛を主訴に来院した．上顎前歯部に空隙があり，以前から気になっていたが歯を削るのは嫌だったので，そのままにしていたとのことだった．

　無切削での治療が可能なコンポジットレジンによる治療について説明し，主訴の部位の治療後に前歯部の治療を行った．診断用模型にてワックスアップを行い，3+3へのダイレクトベニアの計画の下，シリコーンガイドを製作した．口腔内の広範囲に及ぶ咬耗を認めたため，模型上でも顎運動時に干渉が起きないように，口蓋側，切縁の形態に留意した．

　当日は圧排糸を使用し，ロールワッテによる簡易防湿下での治療を行った．シリコーンガイドを用いて1|1 隣接部切縁の位置を決定し，セクショナルマトリックスを用いて隣接面の築盛を行った．続いて321|，|123 隣接部のコンポジットレジンの築盛も同様に行い，最後に唇側面の築盛を行った．コンポジットレジンはほぼ歯肉等縁の位置から立ち上げた．マトリックスの設置を慎重に行い，充填後も隣接面の研磨を入念に行うことで，隣接部はフロスのひっかかりが一切ない状態に仕上げた．

　その後，全体のバランスを見ながら形態修正，研磨を行った．治療後1週間で再度受診していただき，仕上げの研磨を行った．咬合状態は安定しており，顎運動時の干渉は認めなかった．唇側面を覆うコンポジットレジンが薄いことにより，天然歯のクラックや色調の変化を拾うことができ，結果として2層のみの充填でも天然歯のような複雑なテクスチャーを再現できたと考えている．

　矮小歯が原因の空隙歯列に関しては，上下の歯の幅径のアンバランスから矯正治療のみでは問題が解決しないことも多い．健全歯の構造を傷つけないダイレクトベニアによる治療は，他のどの補綴処置よりも低侵襲な問題解決方法であり，今回の治療結果に患者は満足された．

> **臨床 CHECK POINT!**
>
> 　上顎前歯部歯列に分散して存在する歯間部空隙を，バランス良く閉鎖して審美性が著しく向上している．隣接面接触点の再構築にはフロアブルレジンと3Dタイプのセクショナルマトリックスとを効率良く活用し，唇側面の審美性改善にはトクヤマデンタルのエステライトアステリアを採用して薄層で滑らかな表面性状を獲得している．歯冠部歯質の大部分をコンポジットレジン直接修復により覆い，患者満足度の高い低侵襲な審美修復が達成されているが，その過程での適切な材料選択が修復の完成度を高めていると考える．
>
> （田代浩史）

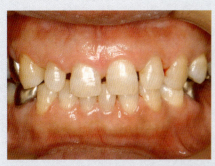

図1 初診時．2̲| 矮小歯，3̲+̲3 空隙歯列を認めた

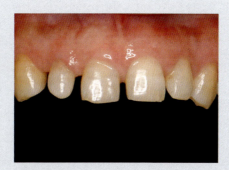

図2 術前

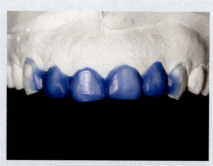

図3 模型上で形態をシミュレーションし，シリコーンガイドを製作

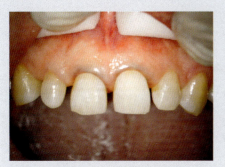

図4 ロールワッテ・圧排糸を設置．1̲|̲1 エッチング

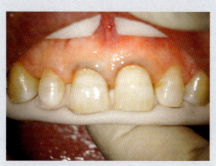

図5 メガボンド（クラレノリタケデンタル）にてボンディング．1̲|̲1 間の切縁位置を決定

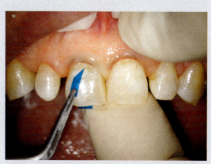

図6 セクショナルマトリックスを用いて隣接面築盛（ES フロー High A3，クラレノリタケデンタル）

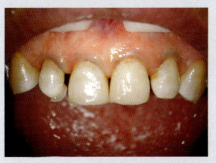

図7 同様に 2̲|̲1 間の切縁位置を決定

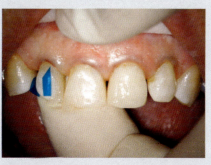

図8 セクショナルマトリックスを用いて隣接面築盛（ES フロー High A3，クラレノリタケデンタル）

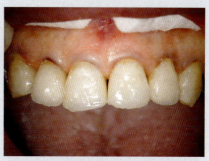

図9 2̲+̲2 唇側面築盛（エステライトアステリア A3B・NE，トクヤマデンタル）

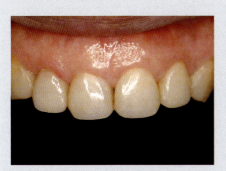

図10 形態修正・研磨終了後

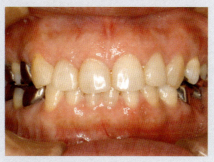

図11 治療終了後（正面観）

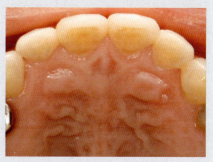

図12 治療終了後（口蓋側面観）

CASE 7-1 | 適合不良補綴物への即日ダイレクトクラウン修復

不良補綴物に対する短時間での審美改善
（周囲補綴物への色調適合性の配慮）

　前歯部歯列への審美改善手段として行われた，ダイレクトクラウン修復の臨床ステップに注目する．

　本症例では，上顎前歯部にメタルボンドセラミックス冠による補綴治療がすでに行われており，|1 歯頚部の辺縁適合不良部位が審美障害の主要因となっている．旧補綴物を撤去すると，支台歯の一部にはう蝕が認められ，感染象牙質の除去と歯肉側マージンの整理を行った．海外駐在からの一時帰国中で十分な治療期間を確保できないことを考慮し，また|1 は生活歯で根管治療の必要はなく，残存歯質への接着保持を最大限引き出すことを目標とし，コンポジットレジン直接修復による歯冠形態回復を計画した．

　旧補綴物除去前の口蓋側面形態をシリコーン印象材により記録して充填用ガイドとして準備し，残存歯質への接着環境向上のため圧排糸による歯肉排除を徹底した．支台歯への接着操作完了後，フロアブルレジンにて象牙質露出面を薄層にて全周を覆い，続いて周囲のメタルボンドセラミックス冠との色調的な調和を獲得するため，支台歯唇側面にはあえてオペークシェードレジンを活用した．この際，通常の光透過性をもつ色調のレジンペーストとは異なり，オペークシェードレジン層への高出力光照射器（ペンキュアー 2000，モリタ）の使用，また照射時間の延長対応が重要となる．

　シリコーンガイドを活用した口蓋側面形態の構築後，3D クリアマトリックスとフロアブルレジンにて両隣在歯との隣接面接触関係の回復を図り，最終層として唇側面へのペーストタイプコンポジットレジン充填により歯冠形態の回復を完了した．

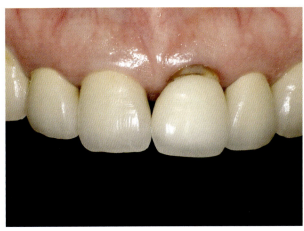

1-1 術前．上顎前歯部の審美改善を主訴に来院．57歳，男性

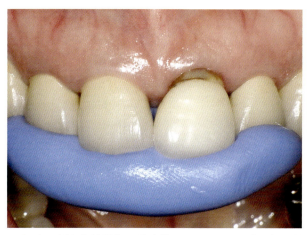

1-2 ⌊1 不適合補綴物の除去前にシリコーンガイドを製作

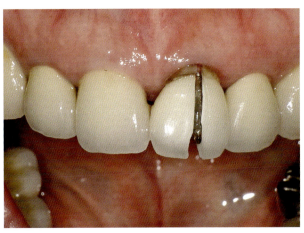

1-3 不適合補綴物の除去

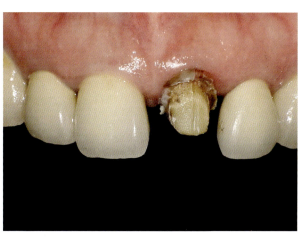

1-4 歯頸部付近の感染象牙質を除去

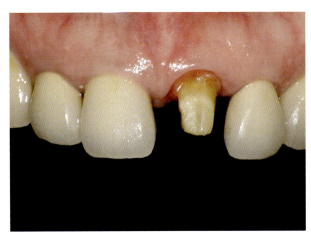

1-5 支台歯全周の歯面整備を完了

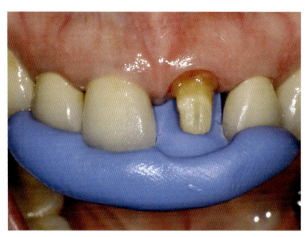

1-6 シリコーンガイドの試適

CASE 7-1 ｜ 適合不良補綴物への即日ダイレクトクラウン修復

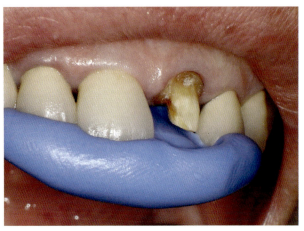

1-7 支台歯口蓋側面とシリコーンガイドとの間のスペースを観察

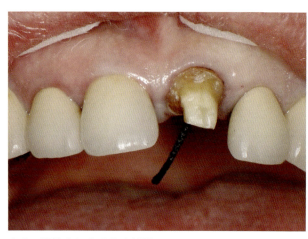

1-8 圧排糸による歯肉排除

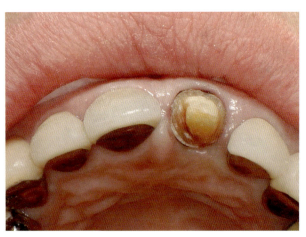

1-9 止血剤を併用して歯肉の乾燥状態を獲得

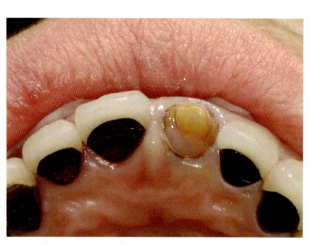

1-10 接着操作後,支台歯口蓋側面へのフロアブルレジン充填

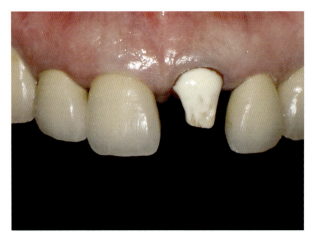

1-11 支台歯唇側面へのオペークシェードレジン充填

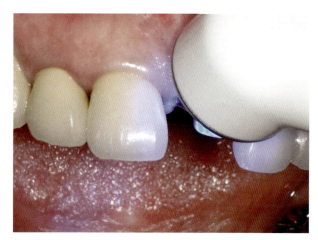

1-12 オペークシェードレジンへの光照射時間の延長対応

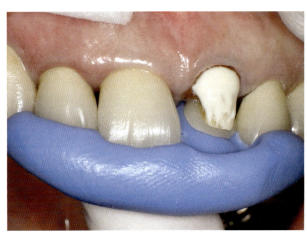

1-13 支台歯口蓋側面に対するシリコーンガイド上でのレジンペースト圧接

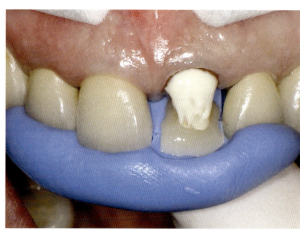

1-14 シリコーンガイド上での切縁部フロアブルレジン充填

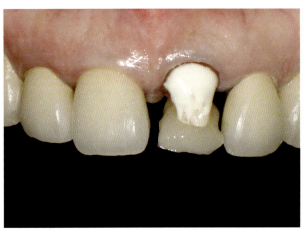

1-15 口蓋側面形態の構築を完了

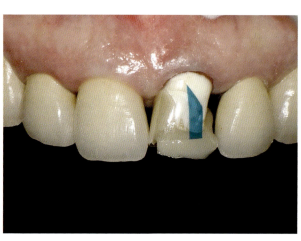

1-16 3Dクリアマトリックスにより歯肉縁下より近心歯頸部のカントゥアを構築

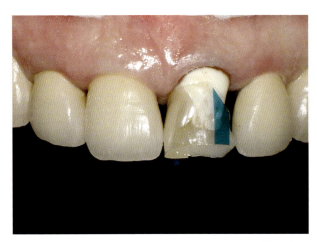

1-17 隣接面接触点より切縁隅角までの近心隣接面部を構築

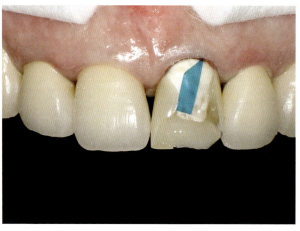

1-18 3Dクリアマトリックスにより，歯肉縁下より遠心歯頸部のカントゥアを構築

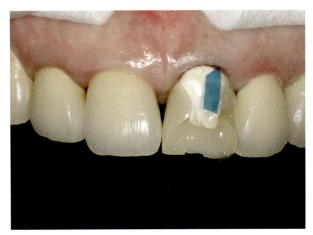

1-19 隣接面接触点より切縁隅角までの遠心隣接面部を構築

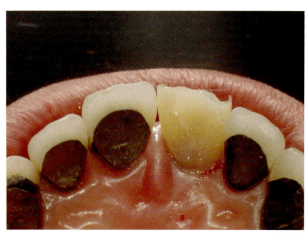

1-20 口蓋側および近遠心の隣接面形態の再構築を完了

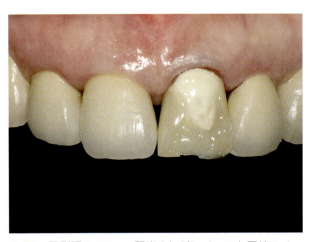

1-21 唇側面に1.5mm程度のレジンペースト圧接スペースを確保

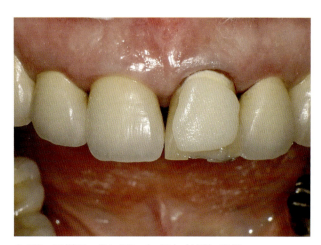

1-22 唇側面へのレジンペースト（A2B）設置

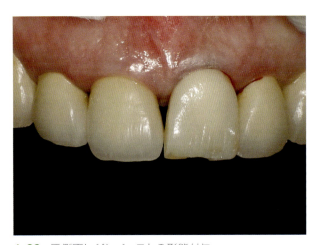

1-23 唇側面レジンペーストの形態付与

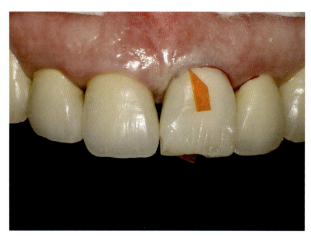

1-24 近心歯頸部のカントゥアを微調整

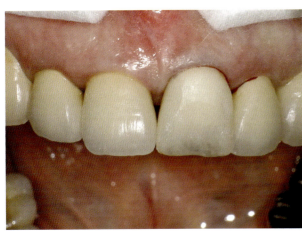

1-25 充填操作を完了

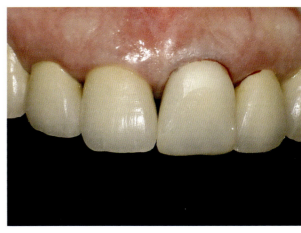

1-26 歯冠形態の左右対称性を確認

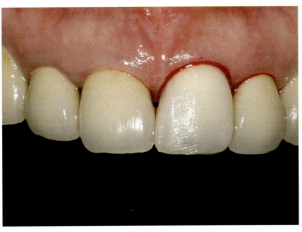

1-27 歯冠外形の形態修正を完了

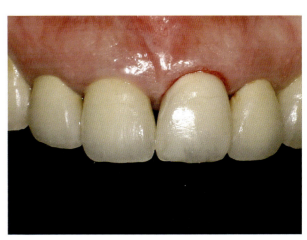

1-28 仕上げ研磨操作を完了．術直後

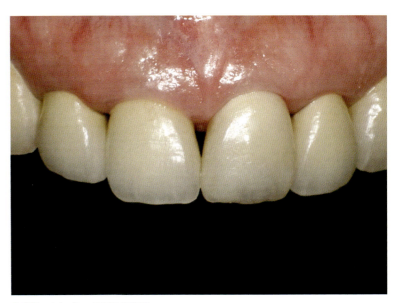

1-29 1年後，定期検診時

使用材料
① ボンディング材：クリアフィル メガボンド 2（クラレノリタケデンタル）
② コンポジットレジン：ビューティフィル オペーカー LO（松風）
　　　　　　　　　　クリアフィル マジェスティ ES フロー Low：A2（クラレノリタケデンタル）
　　　　　　　　　　エステライト アステリア：A2B（トクヤマデンタル）

MATERIAL CHECK!

ペンキュアー 2000（モリタ）

　ハイパワー LED によるコードレスタイプの高出力光照射器．照射光の進行方向が拡散しないように調整され，照射対象までの距離による光の減衰を最小限にとどめている．

　照射対象から 5.0mm 離れても約 80％のパワーを維持し，大型窩洞への対応で特に実力を発揮する．またヘッドはコンパクト設計で，最後臼歯への光照射も比較的容易に可能．充電機能付きの専用スタンドが付属し，ヘビーユースにも配慮が行き届いている．

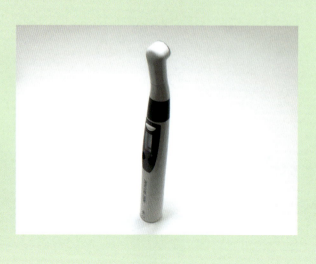

不適合補綴物に対する審美改善
（限られた残存歯質の最大活用）

　上顎前歯部における不適合補綴物の審美改善を目的に行われた，ダイレクトクラウン修復症例．

　患者は49歳の女性．1｜不適合補綴物およびメタルコアの除去後，テンポラリークラウンを製作して一時的な審美性を回復し，再根管治療に移行した．テンポラリークラウン期間における歯冠形態調和の確認，再根管治療の完了後，限られた残存歯質を最大限活用する保持機構を確立するため，コンポジットレジン直接修復のきわめて高い歯質接着性に期待した「ダイレクトクラウン修復」を選択した．

　接着操作完了後の充填操作においては，接着界面への重合収縮応力の回避を目的として，根管上部残存歯質の被着面に少量ずつ4分割してフロアブルレジンを充填．歯質との確実な一体化を獲得した後，順次積層充填して歯冠形態の回復を完了した．

　コンポジットレジンにて口腔内で直接歯冠形態を構築する方法は，従来の歯科臨床術式とは大きく異なり，その手順は一般的であるとは言えない．しかし，事前の準備により歯冠形態回復の術式は単純化され，従来の間接補綴と比較したアドバンテージを考慮すると，コンポジットレジンによるダイレクトクラウン修復は歯冠形態喪失後の機能・審美の回復手段として，今後有力なオプションとなる可能性を感じる．以下にダイレクトクラウン修復の優位性をまとめる．

---

① 残存歯質の形態に関係なく最大限の健全歯質温存が可能
② 直接修復用ボンディング材の高い接着能力を活用可能
③ 口腔内での形態・色調の直接確認が可能
④ 即日の治療完了が可能
⑤ 再根管治療時の歯冠形態維持・継続使用が可能
⑥ 技工操作・材料コストが不要となり，患者費用負担を縮小可能

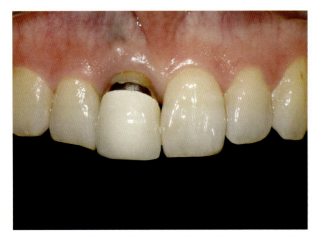

2-1 術前．上顎前歯部不適合補綴物の審美改善を主訴に来院．49歳，女性

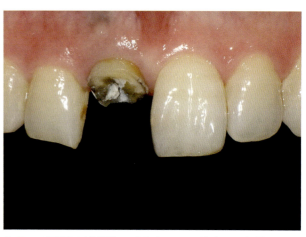

2-2 1⏋不適合補綴物・メタルコアの除去．再根管治療

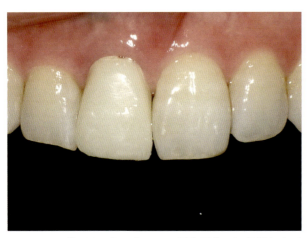

2-3 テンポラリークラウンにて形態回復．切縁部および口蓋側面部の形態を確認

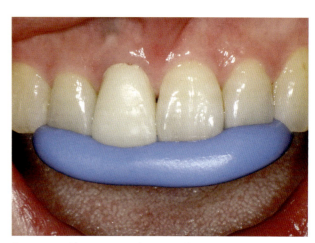

2-4 テンポラリークラウンの口蓋側面形態でシリコーンガイドを製作

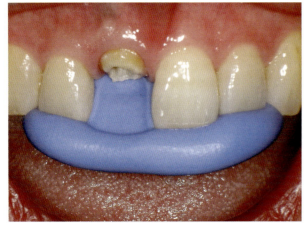

2-5 シリコーンガイドの適合性を確認

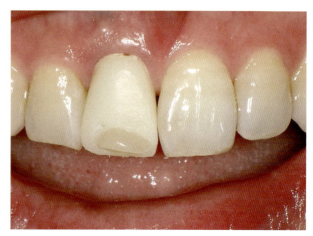

2-6 使用予定のレジンペースト色調（A2B）を確認

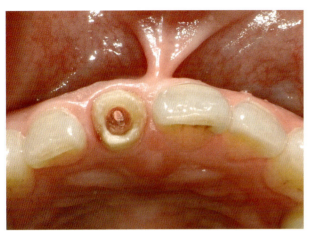
2-7 根管部歯質のう蝕影響象牙質を徹底除去

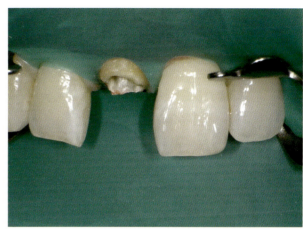
2-8 ラバーダムシステムの設置

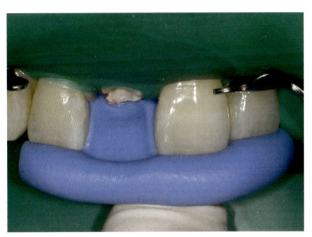
2-9 シリコーンガイドのトリミングと試適

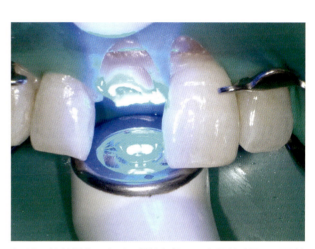
2-10 接着操作における根管内部への光照射時間の延長対応

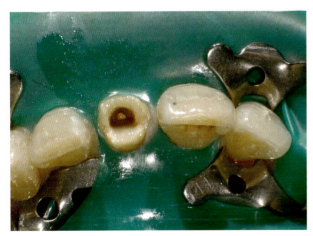
2-11 根管部歯質の口蓋側面にのみ分割してフロアブルレジン充填

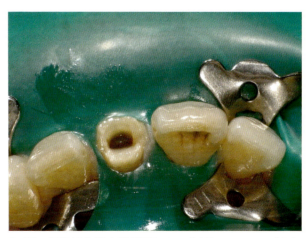
2-12 根管部歯質の唇側面にのみ分割してフロアブルレジン充填

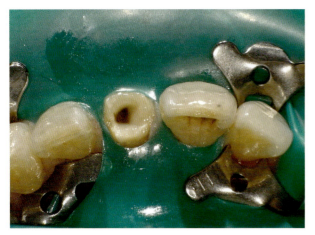

2-13 根管部歯質の近心面にのみ分割してフロアブルレジン充填

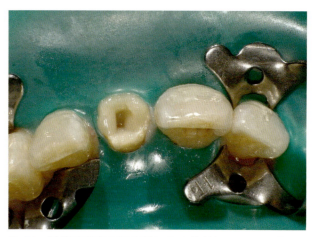

2-14 根管部歯質の遠心面にのみ分割してフロアブルレジン充填

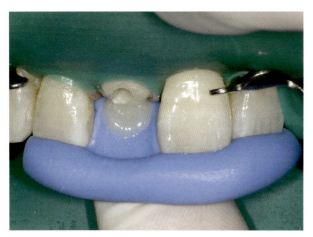

2-15 シリコーンガイド上での口蓋側面部の接続

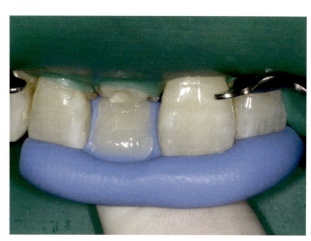

2-16 シリコーンガイド上で口蓋側面部を順次構築

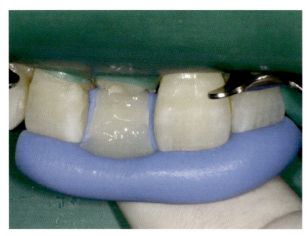

2-17 シリコーンガイド上での切縁部形態の再現

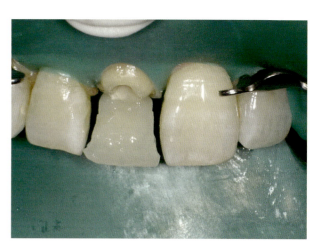

2-18 口蓋側面形態の構築を完了

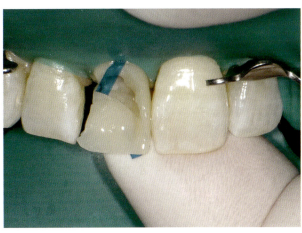

2-19 3Dクリアマトリックスによる近心隣接面形態の構築

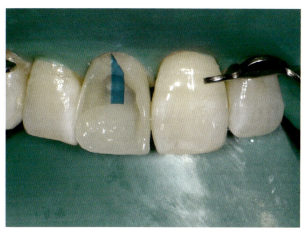

2-20 3Dクリアマトリックスによる遠心隣接面形態の構築

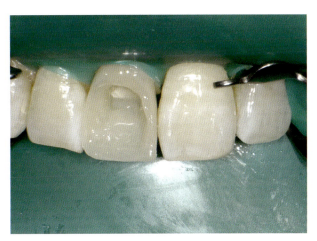

2-21 口蓋側および近遠心の隣接面形態の再構築を完了

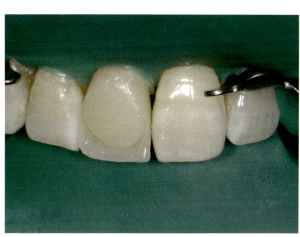

2-22 唇側面へのレジンペースト（A2B）設置

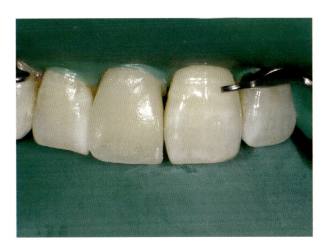

2-23 唇側面レジンペーストの形態付与

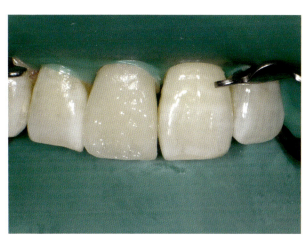

2-24 ⌊1を参考にホワイトニングシェードのフロアブルレジンで歯冠部白帯を再現

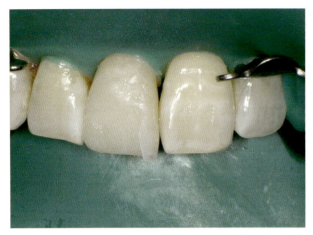

2-25 唇側面の最終外層としてエナメルシェードレジン(NE)の充填を完了

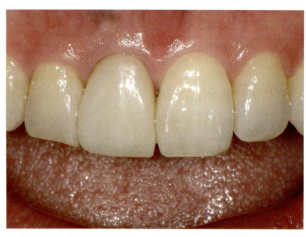

2-26 形態修正後の唇側面形態

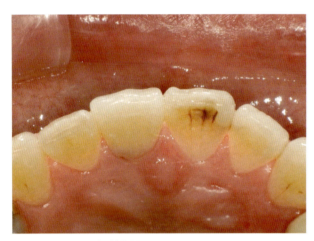

2-27 唇側面の解剖学的形態を再現

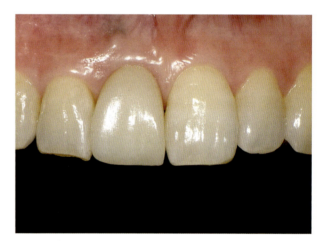

2-28 術直後

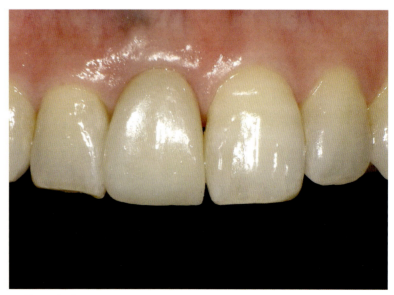

2-29 1年後

使用材料

① ボンディング材：クリアフィル メガボンド 2（クラレノリタケデンタル）
② コンポジットレジン：エステライトユニバーサルフロー Medium：A2・OA2・BW（トクヤマデンタル）
　　　　　　　　　　エステライト アステリア：A2B・NE（トクヤマデンタル）

MATERIAL CHECK!

ビューティフィル オペーカー LO（松風）

　遮蔽性と硬化性に優れたオペーク色のフロアブルコンポジットレジン．UO（ユニバーサルオペーク）とLO（ライトオペーク）の2色が用意され，UOは失活歯の暗褐色などの遮蔽に，LOは補綴物リペア時の金属色などの遮蔽に適している．

　それぞれの被着体へのボンディング操作の後，通常第1層目として厚さ1.0mm以内で塗布・光重合を行う．通常シェードのコンポジットレジンと比較して光透過性が低く，光照射時間の延長が必要．オペーカー重合硬化後は，通常シェードのコンポジットレジンを1.0～2.0mm程度の厚さで積層充填して，色調を整える．

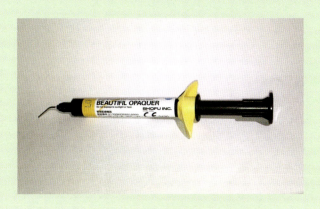

CASE PRESENTATION

石井 圭 Kei Ishii
浜松市・石井デンタルクリニック

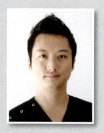

　42歳，女性．1｜を含めた前歯部の審美障害を主訴に来院した．2＋3に変色した修復物と二次う蝕を認めた．まず，主訴部位であった2＋1の再修復治療を行った．｜2はコンポジットレジンによる隔壁を兼ねた仮充填を行って，審美性の確保と辺縁漏洩の防止に留意しながら，根管治療を行った．

　根管充填後，｜2においてダイレクトクラウンによる歯冠修復を計画した．最終的な歯冠形態を事前に決定するため診断用ワックスアップとシリコーンコアを製作し，患者に了承を得たうえで修復を開始した．舌側面をコアに従ってフロアブルレジン充填し，マトリックスを用いて隣接面を立ち上げ，唇側を築盛した．隆線の形態に留意して唇側の形態修正を行い，研磨操作を完了した．

　｜2の治療方法としては，間接法のクラウンによる歯冠補綴も選択肢の一つとして考えられるかもしれない．しかし，支台歯形成を行った場合，残っている歯肉縁上の歯質は大部分が失われてしまうことになる．一方，ダイレクトクラウンならば，特に前歯部においては重要とされる口蓋側のフェルールも含めて，残った歯質をすべて温存できることになる．失活歯に対する歯冠修復方法を選択する際は，さまざまな要因から総合的に判断するよう心がけている．

　本症例のように前歯部の被蓋関係が浅く，偏心運動時にガイドに参加しない側切歯であれば，優れた接着性を発揮する直接修復によるマイクロリーケージの防止と，可及的な残存資質の温存が可能であるダイレクトクラウンが適応であると判断した．患者自身も，健全歯質の温存とともに審美性の回復が達成されたことに，非常に満足してくれた．

臨床 CHECK POINT!

　再根管治療が必要な失活歯変色による審美障害に対して，正確な根管治療ときわめて審美性の高いダイレクトクラウン修復が行われた症例．根管治療時の細菌感染リスクを低減させるため，コンポジットレジンによるダイレクトクラウン修復を仮充填として活用し，根管治療終了後に再度修復操作を行って色調適合性を確立した，とても丁寧な接着修復活用が行われていると感じる．
　全顎の診断用模型により咬合状態に関する詳細な分析が行われ，長期の審美的・機能的予後が期待される．

（田代浩史）

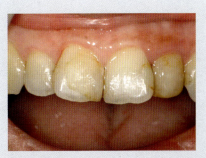

図1 術前

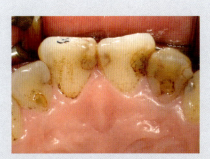

図2 術前(口蓋側面観)

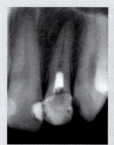

図3 術前のX線

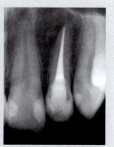

図4 根管治療後のX線

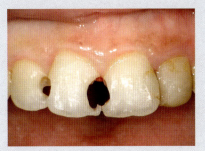

図5 <u>2 1|1</u> 旧修復材料の除去

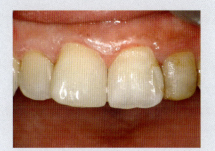

図6 <u>2 1|1</u> 修復完了

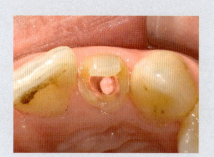

図7 <u>|2</u> 根管治療を終了

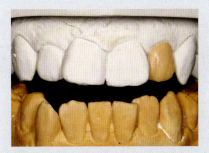

図8 診断用ワックスアップと,シリコーンコアを製作

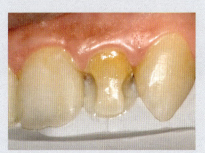

図9 舌側面をコア上でフロアブルレジン充填

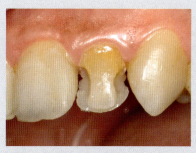

図10 舌側面の充填操作を完了

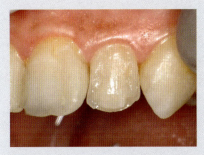

図11 マトリックスを用いて,隣接面の立ち上げ

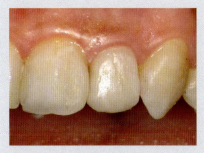

図12 唇側の築盛を完了

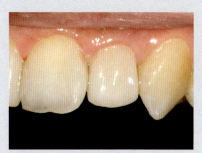

図13 術後

CASE 7-2 | ダイレクトクラウン修復の適応範囲拡大

間接法による補綴処置では審美性改善困難な部位への直接修復対応

　前歯部歯列への審美改善手段として行われたダイレクトクラウン修復の臨床ステップに注目する．

　本症例では下顎前歯部への根管治療，テンポラリークラウンの装着がすでに行われており，患者は今後の審美性回復を主訴に来院した．テンポラリークラウンを除去すると，残存歯質量がきわめて少ない状況で，コンポジットレジンによる支台築造が終了していた．テンポラリークラウンの歯冠幅径は不足し，従来の間接法による補綴処置では歯冠形態をバランスよく回復することが困難である．両側隣在歯の健全歯質切削を回避し，維持力が不足する支台歯形態を有効活用することを目的として，両側の隣在歯と連結して歯冠形態回復する「ダイレクトクラウン修復」を提案し，患者の同意が得られた．

　テンポラリークラウンの切縁形態・口蓋側面形態を参考とし，コンポジットレジン充填の操作効率向上のため，シリコーンガイドを製作し，両側隣在歯およびレジン支台築造部分への接着操作に移行した．本症例の咬合状態は正常被蓋，両隣在歯の唇側面歯質へのコンポジットレジン追加は咬合干渉により困難であり，両隣在歯との接着強度は主に舌側面部分での被着面積に依存することになる．

　接続されたダイレクトクラウン形態は，接合部での歯冠幅径の調整により3歯の幅径はバランス良く規定され，コンポジットレジン直接修復による自由度の高い形態回復能力が発揮されている．また，両側隣在歯との強固な接着により，残存歯質量の少ない患歯の歯冠形態は十分に補強され，咬合接触に耐えうる歯列へと復元された．

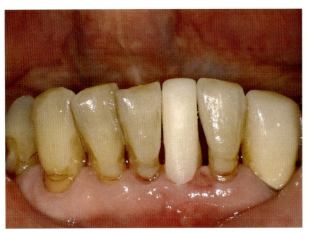

1-1 術前．下顎前歯部の審美改善を主訴に来院．66歳，女性

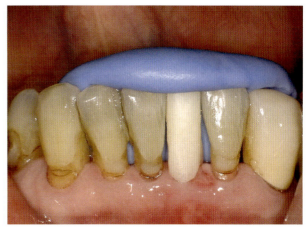

1-2 テンポラリークラウンを復位し，切縁形態・舌側面形態を記録するためのシリコーンガイドを製作

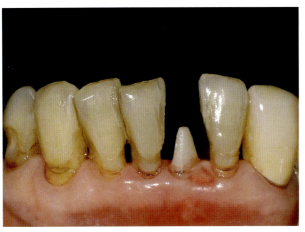

1-3 テンポラリークラウンの除去後．残存歯質量は少なく，支台歯形態は非常に小さい

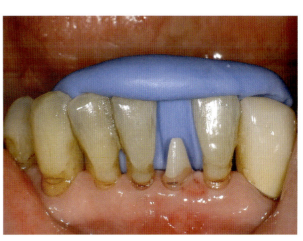

1-4 シリコーンガイドの試適

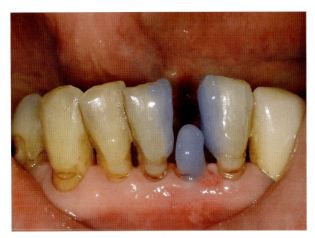

1-5 両側隣在歯の隣接面部分および支台歯両面へのエッチング処理

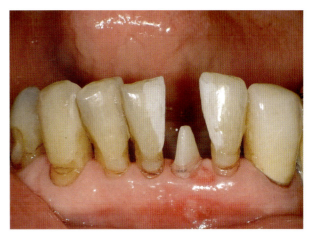

1-6 水洗・乾燥後

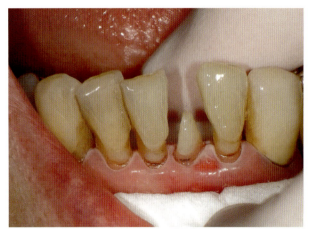

1-7 ボンドフォースⅡを使用して接着操作を完了

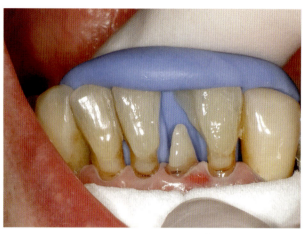

1-8 シリコーンガイド上でのフロアブルレジンの被着面への一層塗布

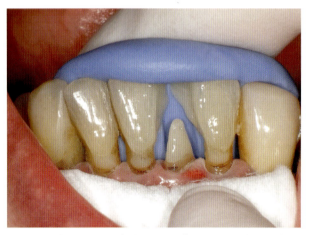

1-9 両側から延長されたフロアブルレジンは離開距離約1.0mmまで接近

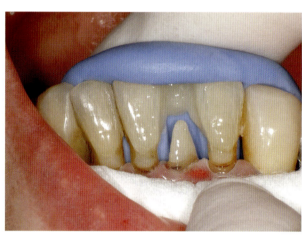

1-10 両側からのレジンをシリコーンガイド上で接合

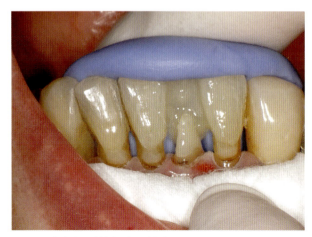

1-11 支台歯口蓋側面との接合

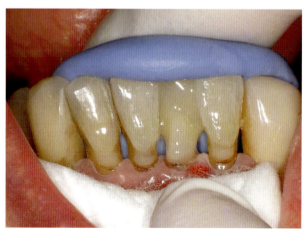

1-12 接合範囲を徐々に拡大し，両側隣在歯との強固な接着による一体化

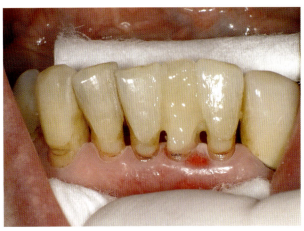

1-13 象牙質相当部をデンティンシェードレジンにて構築

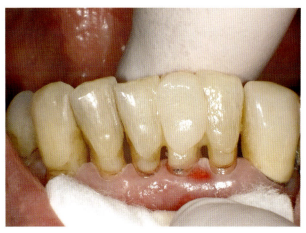

1-14 唇側面全体をエナメルシェードレジンにて被覆

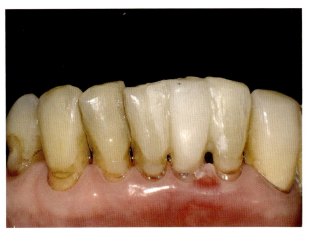

1-15 連結ダイレクトクラウン修復による歯冠形態回復を完了

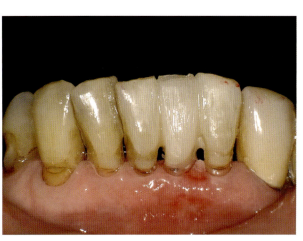

1-16 ダイヤモンドポイントを使用した形態修正

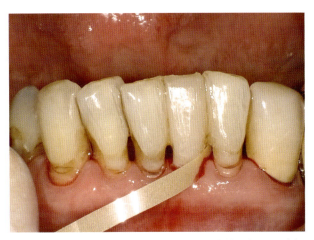

1-17 歯根部からの移行形態の修正と隣接面部の研磨操作

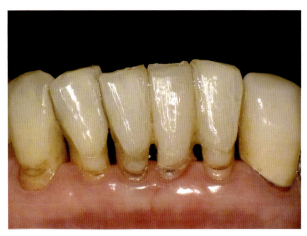

1-18 術直後

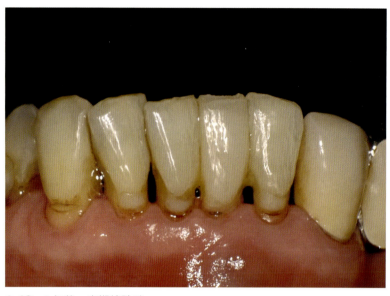

1-19 1年後，定期検診時

使用材料

① エッチング材：K エッチャント シリンジ（クラレノリタケデンタル）
② ボンディング材：ボンドフォースⅡ（トクヤマデンタル）
③ コンポジットレジン：フロアブルレジン：エステライト フロー クイック：OA2（トクヤマデンタル）
　　　　　　　　　　エステライト アステリア：A3B・NE（トクヤマデンタル）

臼歯部補綴物脱離への短期間修復対応
（再根管治療可能性への配慮）

　下顎小臼歯のメタルクラウンおよびメタルコア脱離に対して行われた，コンポジットレジンによるダイレクトクラウン修復症例．

　患者は57歳の男性で，安定した歯科治療受診が困難な状況の海外駐在中，一時帰国の短期間での機能回復を希望して来院．現時点での再根管治療の必要性は認めないが，今後の再根管治療可能性も考慮した短期治療完了可能な歯冠形態の回復方法として，臼歯部ダイレクトクラウン修復を計画した．

　残存歯質の一部にはう蝕が認められ，感染象牙質の除去と歯肉側マージンの整理，作業用模型製作のための印象採得を行い，診療1日目の緊急対応を終了した．作業用模型上でのワックスアップによる歯冠形態回復を歯科技工士に依頼し，短期間でのダイレクトクラウン修復操作の準備を完了．診療2日目，初診時に整理した残存歯質周囲の軟組織は安定したコンディションを獲得し，限られた根管上部歯質への接着環境が確保された．同部位への接着操作では光照射時間延長によるボンディング層の十分な重合硬化を促し，また積層充填第一層目のフロアブルレジン充填では複数回に分割して少量ずつ重合硬化を行い，根管上部歯質との間の重合収縮応力緩和に努めた．

　残存歯質との接着による一体化でダイレクトクラウン修復の基盤が整備され，以降は作業用模型上で構築されたワックスアップの咬合面形態をシリコーンガイドを活用して口腔内で再現するステップに移行．シリコーンガイド上には適度な流動性で充填範囲のコントロール性能に優れるフロアブルレジン（クリアフィルESフロー Low：A2）を使用し，舌側面形態から咬合面形態までを分割した充填・光照射により構築した．続いて，3Dクリアマトリックスとフロアブルレジンを活用した隣接面形態の再現，ペーストタイプレジンでの頬側面の形態付与により，ダイレクトクラウン修復による歯冠形態の再構築を完了した．

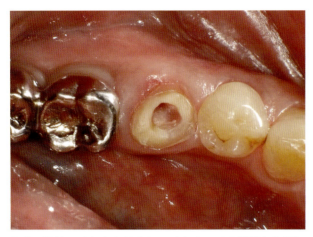

2-1 術前．メタルクラウン・メタルコアの脱離を主訴に来院．57歳，男性

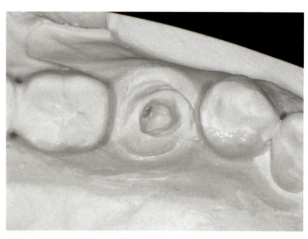

2-2 作業用模型の準備

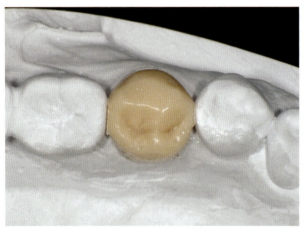

2-3 作業用模型上でのワックスアップ

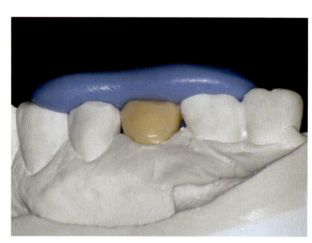

2-4 ワックスアップの歯冠形態を活用してシリコーンガイドを製作

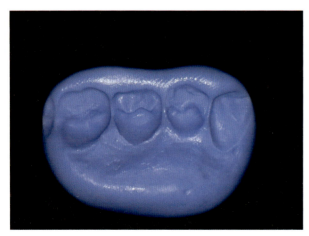

2-5 ワックスアップの舌側面および咬合面の形態を印象

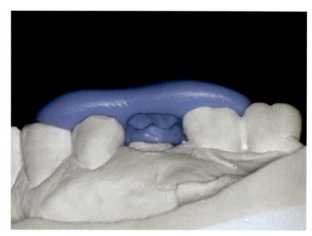

2-6 作業用模型上で充填スペースの確認

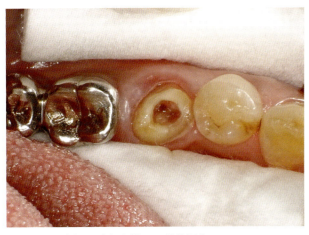

2-7 根管上部の残存歯質への接着操作

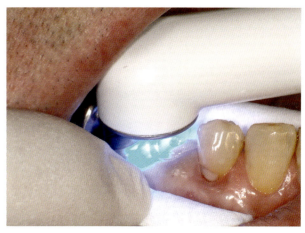

2-8 ボンディング材への光照射

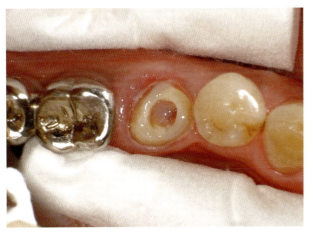

2-9 根管上部歯質への段階的なフロアブルレジン充填

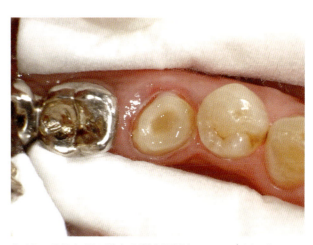

2-10 根管上部の残存歯質全面積をフロアブルレジンにて被覆

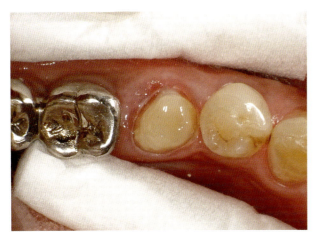

2-11 歯冠形態再構築に向けて積層充填操作を開始

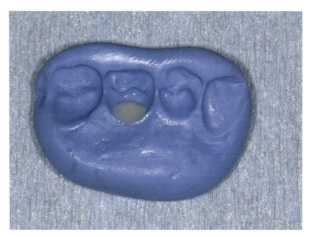

2-12 シリコーンガイド上へのフロアブルレジン設置

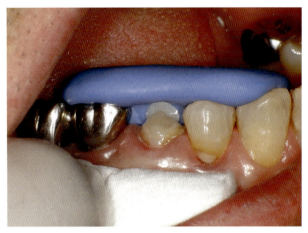

2-13 根管上部のコンポジットレジン充填部位に口蓋側面部コンポジットレジンを接続

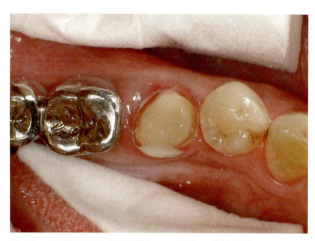

2-14 口蓋側面の歯頸側約1/2部分の構築を完了

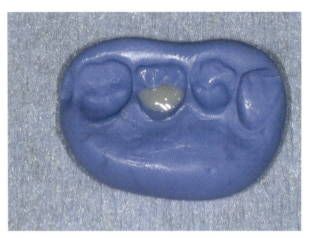

2-15 シリコーンガイド上の口蓋側面から咬合面にかけての部位にフロアブルレジン設置

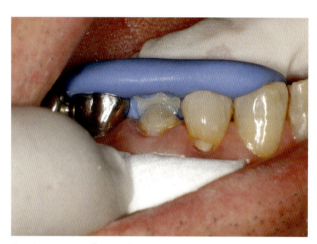

2-16 フロアブルレジンを設置したシリコーンガイドを圧接し光照射

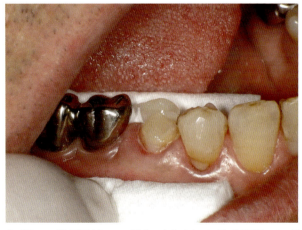

2-17 口蓋側面部コンポジットレジンに咬合面部コンポジットレジンを接続

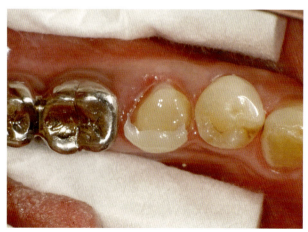

2-18 口蓋側面および咬合面舌側約1/3部分の構築を完了

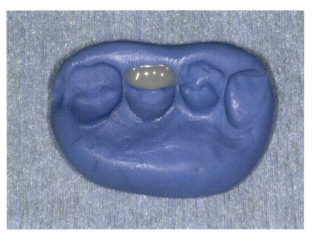

2-19 シリコーンガイド上の咬合面頬側約2/3の部位にフロアブルレジン設置

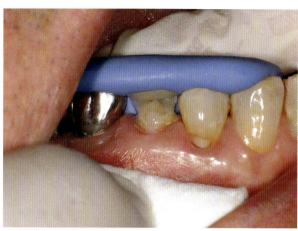

2-20 フロアブルレジンを設置したシリコーンガイドを圧接し光照射

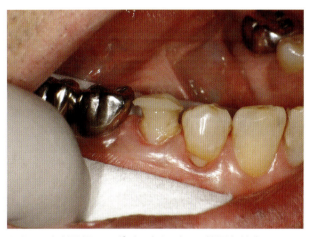

2-21 咬合面部コンポジットレジンの範囲を拡大

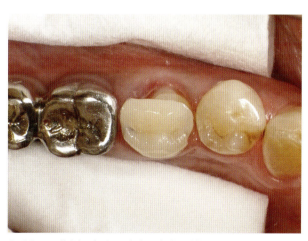

2-22 口蓋側面および咬合面部分の構築を完了

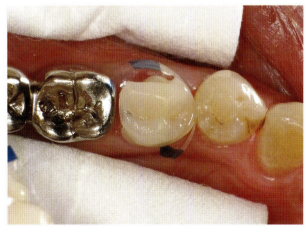

2-23 近心隣接面への3Dクリアマトリックスの設置後, フロアブルレジン充填

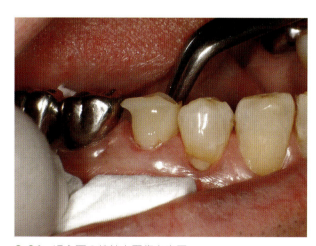

2-24 近心面の接触点回復を完了

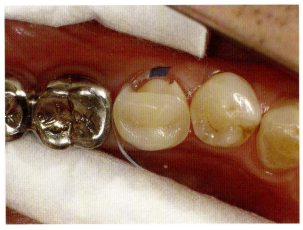

2-25 遠心隣接面への 3D クリアマトリックスの設置後，フロアブルレジン充填

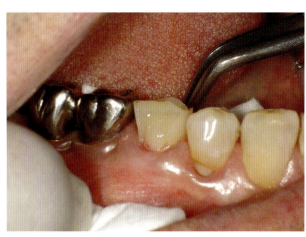

2-26 遠心面の接触点回復を完了

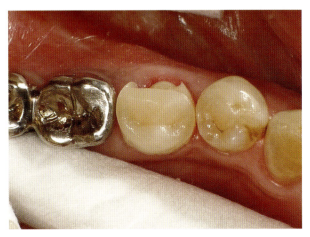

2-27 近遠心の隣接面形態の再構築を完了

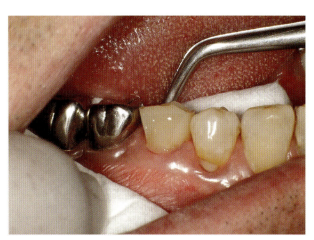

2-28 頬側面方向より歯冠内部の空洞部分へフロアブルレジン充填

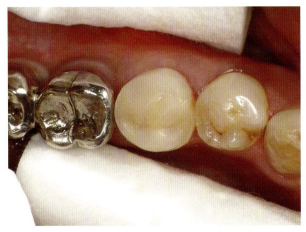

2-29 ペーストタイプレジンによる頬側面最終外層の充填完了

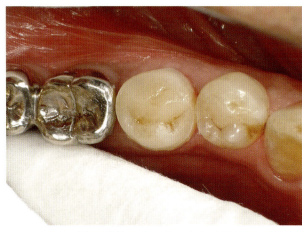

2-30 歯冠形態再構築の完了後，小窩裂溝部への色調調整材の使用

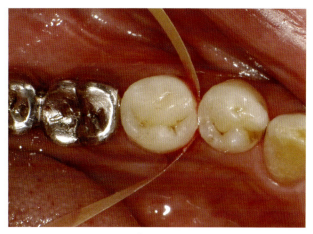

2-31 研磨用ストリップスによる隣接面歯頸部の研磨操作

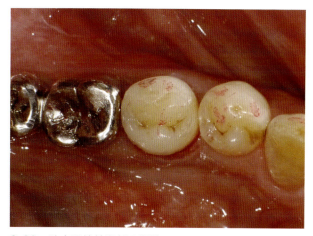

2-32 咬合面接触関係の調整

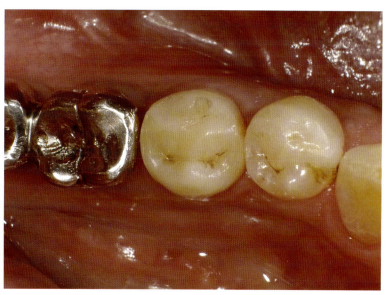

2-33 術後

使用材料
① エッチング材：K エッチャント シリンジ（クラレノリタケデンタル）
② ボンディング材：クリアフィル メガボンド（クラレノリタケデンタル）
③ コンポジットレジン：クリアフィル マジェスティ ES フロー Low：A2（クラレノリタケデンタル）
　　　　　　　　　　クリアフィル マジェスティ ES 2：A3（クラレノリタケデンタル）
④ 色調調整材：ナノコートカラー：A プラス（GC）

CASE PRESENTATION

森田小野花　Sayaka Morita
広島市・森田歯科

　41歳，女性．上顎前歯部の痛みを主訴に来院．デンタルX線診査の結果，根尖に透過像を確認し，感染根管治療を開始した．暫間的補綴物を仮着して根管治療を行っていたが，脱離を繰り返すためコンポジットレジンによるダイレクトクラウン修復で仮に歯冠形態を回復し，根管治療を継続して行うこととした．ラバーダム防湿を試みたが口蓋側の歯質が少なく断念し，圧排糸にて滲出液のコントロールおよびロールワッテにて簡易防湿を行って修復操作に入った．

　暫間的補綴物を口腔内に戻して口蓋側のシリコーンガイドを製作し，2ステップタイプのセルフエッチングシステム（クリアフィルメガボンド，クラレノリタケデンタル）による接着操作後，Lowフロータイプのフロアブルレジン（クリアフィルESフローLow：A2，クラレノリタケデンタル）を選択して，口蓋側の充填を行った．

　3Dタイプのクリアマトリックス（アダプトセクショナルマトリックス，Kerr）の試適後，ピンセットで成形しながら近心隣接面部にHighフロータイプのフロアブルレジン（クリアフィルESフローHigh：A2，クラレノリタケデンタル）を充填，遠心隣接面部にも同様の操作を行った．ペーストタイプのコンポジットレジン（エステライトアステリア：A2B・NE，トクヤマデンタル）を頬側面に積層充填し，修復操作を完了した．ダイヤモンドポイントによる切縁隅角部の形態修正後，シリコーンポイントによる研磨操作を行った．

　マトリックスの設置を慎重に行い，また丁寧に歯面に沿わせたことで，歯肉縁下部分へのフロアブルレジン流出によるステップ形成は最小限となり，形態修正・研磨操作に費やす時間を大幅に短縮できたと考える．

臨床 CHECK POINT!

　根管治療が必要な前歯部におけるテンポラリークラウン脱離は，根管治療中の細菌感染リスクのコントロールを困難とし，その精度を低下させる可能性が高い．このような問題の解決策として，本症例では根管治療時の審美的な隔壁としてコンポジットレジンによるダイレクトクラウン修復を応用し，きわめて合理的な治療ステップを実現していると感じた．

　ダイレクトクラウン修復の隣接面部分は3Dタイプのクリアマトリックスにより丁寧に再構築され，根管治療終了後には上顎前歯部の機能性と審美性とを長期にわたり担保する歯冠修復となる可能性を感じる．

（田代浩史）

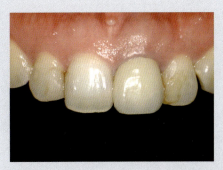
図1 術前

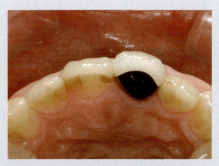
図2 術前．唇側面ラインの不一致を認める

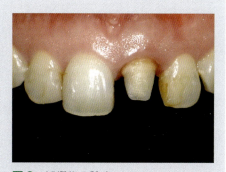
図3 補綴物の除去

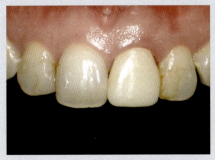
図4 テンポラリークラウンを装着し，シリコーンガイドを製作

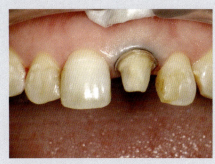
図5 圧排糸にて滲出液のコントロール

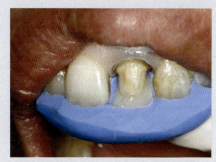
図6 シリコーンガイド上でのフロアブルレジン充填

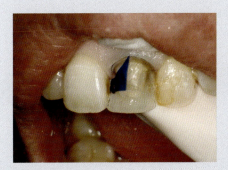
図7 遠心隣接面部への3Dクリアマトリックスの試適

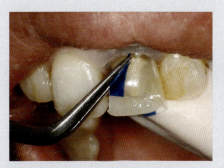
図8 マトリックスの形態を調整し，遠心隣接面部へのフロアブルレジン充填

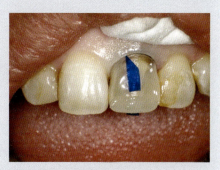
図9 近心隣接面部へのフロアブルレジン充填

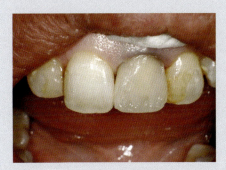
図10 ペーストタイプレジンによる唇側面部の積層充填

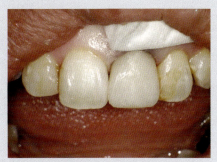
図11 充填操作完了

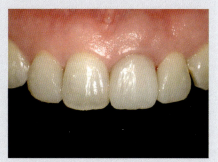
図12 形態修正・研磨操作の終了後

CASE 8-1 前歯部単独歯欠損への ダイレクトブリッジ修復

歯根破折による前歯部欠損へのダイレクトブリッジ修復

　前歯部歯列に生じた1歯欠損への機能・審美改善手段として行われたダイレクトブリッジ修復の臨床ステップに注目する．

　本症例では2]にメタルコアに起因したと考えられる歯根破折が認められ，根尖部には大規模な骨欠損が形成されている．患者には保存不可能な状況を説明し，抜歯後の欠損回復手段としてインプラント，ワンユニットブリッジ，パーシャルデンチャーに加え，ダイレクトブリッジ修復を提案した．患者の年齢，骨欠損の規模と回復までの時間，両側隣在歯の健全歯質温存状況などを考慮し，短期間で低侵襲な問題解決が可能なダイレクトブリッジ修復が選択された．

　事前に準備された欠損部回復時の歯冠形態を予測したワックスアップ模型を活用してシリコーンガイドを製作し，抜歯直後にはテンポラリーダイレクトブリッジ修復，抜歯窩治癒後（約3カ月経過後）には最終的な接着操作と精密な歯冠形態回復の積層充填操作に移行した．ダイレクトブリッジ修復での欠損部歯冠形態回復のポイントは，シリコーンガイドを活用した口蓋側面形態の構築と，特徴のある3Dクリアマトリックス（ヴァリストリップ，ギャリソン・デンタル・ソルーションズ，モリタ）を応用したポンティック基底面の充填操作にある．

　シリコーンガイドを活用した口蓋側面部分の充填操作では，フロアブルレジンを少量ずつ接着・追加充填して両側隣在歯より延長し，それぞれの接着界面にかかる重合収縮応力の緩和を意識することが重要である．また，3Dクリアマトリックスを活用したポンティック基底面の充填操作では，マトリックス設置の角度によりポンティック部の歯頸部ラインが規定されるため，フロアブルレジン充填時のマトリックス微調整と適切なタイミングでの光照射が重要となる．

　本症例では，ダイレクトブリッジ修復後に結果として1]の根管治療とウォーキングブリーチ処置とが必要となり，回復されたポンティック部分と周辺歯質との形態的・色調的な調和を達成して，欠損部修復を完了した．

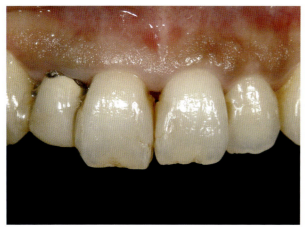

1-1 術前．上顎前歯部の咬合時違和感を主訴に来院．29歳，女性

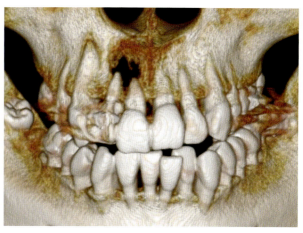

1-2 CT画像にて 2̲1̲ 根尖部に大規模な骨欠損を確認

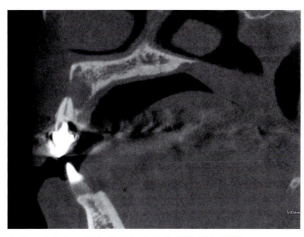

1-3 メタルコアを起点とする歯根破折を確認

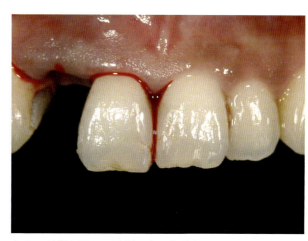

1-4 2̲| 保存不可の診断により抜歯処置

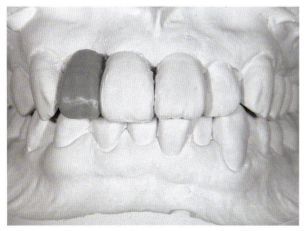

1-5 抜歯後の治療方針をダイレクトブリッジ修復とし，シリコーンガイド製作用の模型を準備

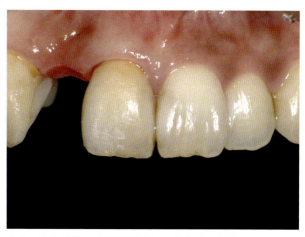

1-6 抜歯後約3カ月が経過し，抜歯窩は治癒

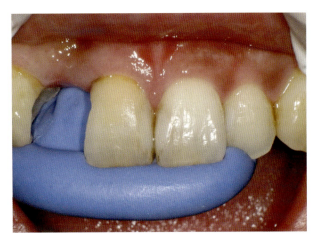

1-7 シリコーンガイドの試適

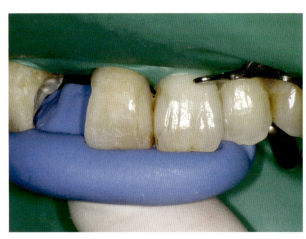

1-8 ラバーダムシステムの設置後，トリミングしたシリコーンガイドを試適

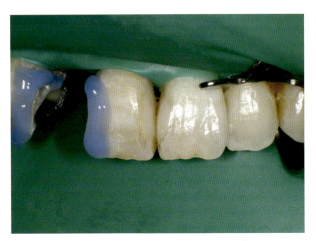

1-9 被着面エナメル質へのリン酸エッチング処理

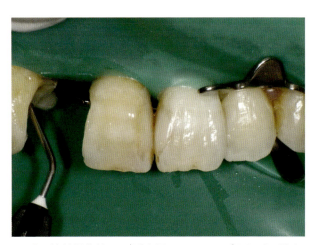

1-10 接着操作後，3|近心面へのフロアブルレジン塗布

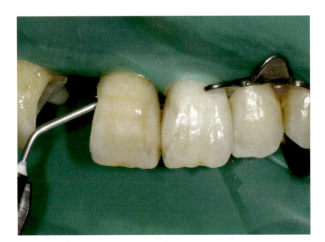

1-11 |1 遠心面へのフロアブルレジン塗布

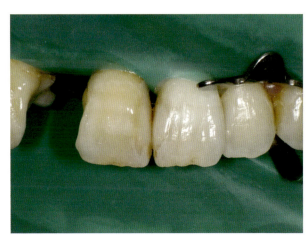

1-12 欠損部両側の被着面へのフロアブルレジン塗布と光照射を完了

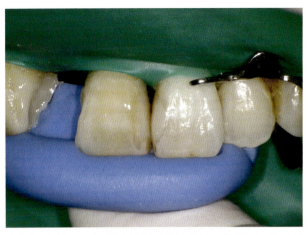

1-13 シリコーンガイド上での欠損部口蓋側面への充填操作を開始

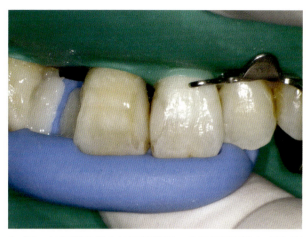

1-14 欠損部両側より口蓋側面へのフロアブルレジン充填範囲を拡大

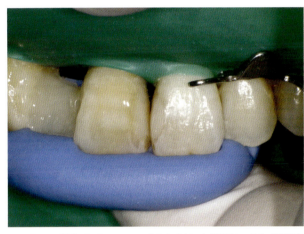

1-15 両側からのフロアブルレジンを延長して欠損部空隙を閉鎖

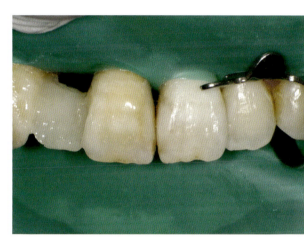

1-16 欠損部の口蓋側面形態を完成

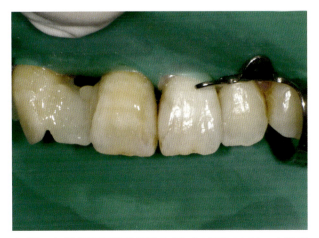

1-17 欠損部基底面充填用の3Dクリアマトリックス設置位置を規定

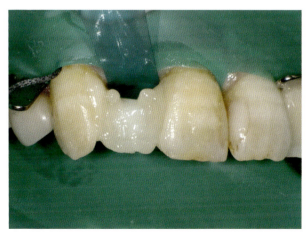

1-18 3Dクリアマトリックスの設置

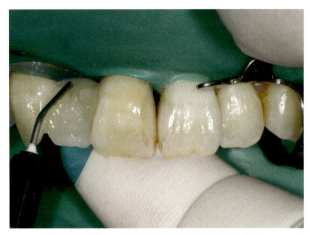

1-19 3Dクリアマトリックス上へのフロアブルレジン充填（A2シェード使用）

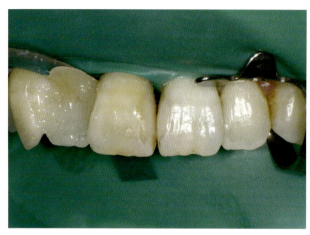

1-20 欠損部基底面の歯頸部形態を再現（A3.5シェード使用）

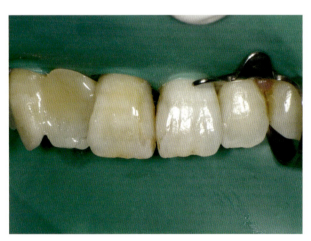

1-21 欠損部基底面の充填操作を完了

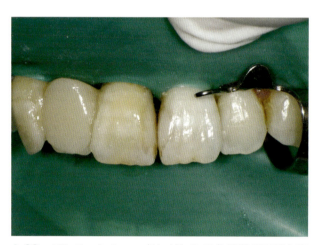

1-22 デンティンシェードレジンにて象牙質相当部を再構築

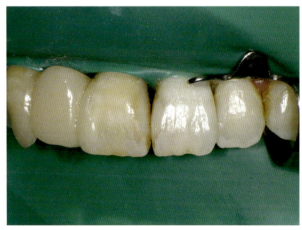

1-23 エナメルシェードレジンの充填操作にて欠損部歯冠形態回復を完了

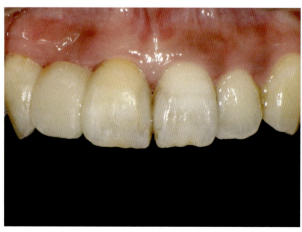

1-24 ダイレクトブリッジ修復を完了．1｣失活により徐々に変色

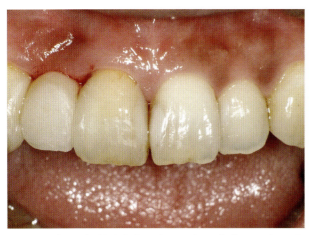

1-25 　1|への根管治療後，ウォーキングブリーチ処置を開始

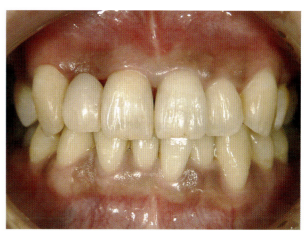

1-26 　2|ポンティック部分のカーヴィングによる歯冠形態の修正を完了

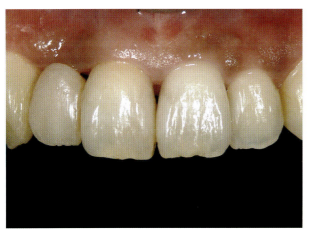

1-27 　術後

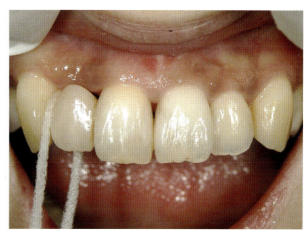

1-28 　ダイレクトブリッジ修復のポンティック部分への清掃方法の指導

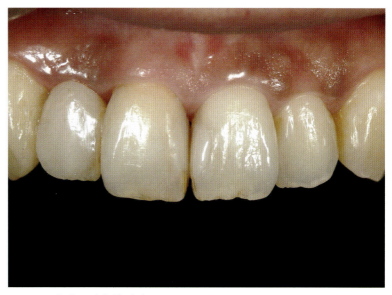

1-29 　2年後，定期検診時

使用材料

① エッチング材：K エッチャント シリンジ（クラレノリタケデンタル）
② ボンディング材：クリアフィル メガボンド（クラレノリタケデンタル）
③ コンポジットレジン：フロアブルレジン：エステライト フロー クイック OA2（トクヤマデンタル）
　　　　　　　　　　エステライト アステリア：A3B・NE（トクヤマデンタル）

MATERIAL CHECK!

ヴァリストリップ（ギャリソン・デンタル・ソルーションズ，モリタ）

　コンポジットレジン充填時の隣接面用 3D マトリックス．部位によってマトリックスの幅と湾曲度が段階的に変化し，窩洞形態により必要な部位を適合させて使用する．必要に応じてハサミなどでトリミングし，適切なサイズに加工して使用することも可能で，コンポジットレジン修復での幅広い臨床使用が想定される．

　ダイレクトブリッジ修復におけるポンティック基底面部の充填操作において，フロアブルレジンとの併用で非常に柔軟性の高い形態再現が可能．

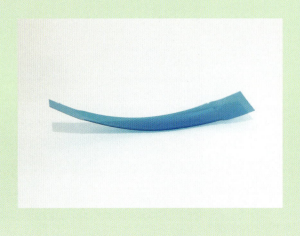

上顎犬歯欠損部への下顎側方運動時ガイドを意識したダイレクトブリッジ修復

　上顎犬歯の長期間欠損状態放置による機能・審美障害に対して行われた，コンポジットレジンによるダイレクトブリッジ修復症例．

　患者は61歳の男性で，犬歯抜歯から約30年が経過している．臼歯部の咬合状態は安定しているが，下顎側方運動時の前歯部ガイドは 2| 遠心隅角部が代用負担し，経時的なエナメル質磨耗が認められる．

　本症例では前歯部の審美・発音障害の改善のため，欠損部両側の健全歯質温存を前提とした治療方針のなかで，コンポジットレジンによる「ダイレクトブリッジ修復」が選択された．コンポジットレジンによるポンティック部分の歯冠形態回復に際し，両側隣在歯との接着面積を最大限に確保したうえで，側方運動時の干渉を回避した形態回復が必要となり，作業用模型上でのワックスアップ形態に対して慎重な診査・調整が行われた．この状況をシリコーンガイドとして記録し，ダイレクトブリッジ修復での積層充填操作に活用した．

　接着エリアの確認のためシリコーンガイドの試適を行い，同部位の無切削エナメル質に対するリン酸エッチング処理後，現時点で最高レベルの接着強度を期待して2ステップタイプのセルフエッチングシステム（クリアフィル メガボンド 2）での接着操作を行った．引き続き薄層のフロアブルレジンによる接着エリア被覆により歯質との接着基盤を構築し，以降はシリコーンガイド上での分割積層充填操作で欠損部分の歯冠形態を順次回復した．充填操作終了後は，慎重な咬合接触関係の確認と調整が行われ，側方運動時のポンティック部分の干渉を排除した．形態修正・研磨操作が終了後，夜間就寝時に装着をするナイトガードを製作し，患者にはパラファンクションへの対応として継続使用するように指示した．

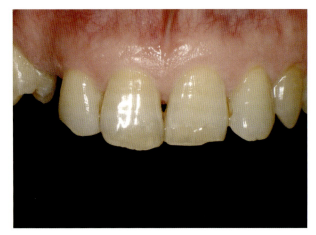

2-1 術前．3⏌欠損による機能・審美障害を主訴に来院．61歳，男性

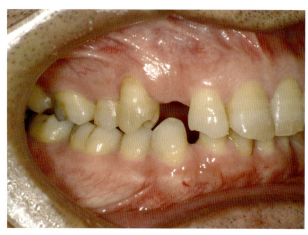

2-2 上下顎臼歯部の咬合接触関係は正常

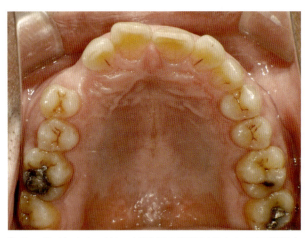

2-3 ダイレクトブリッジ修復の接着対象となる両側隣在歯の被着面は，十分な広さが確保可能

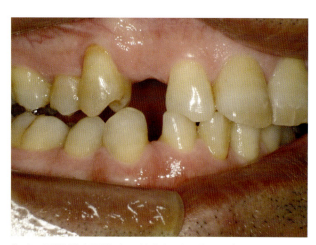

2-4 下顎側方運動時の前歯部ガイドは 2⏌遠心隅角部が代用負担

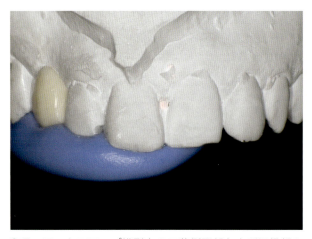

2-5 ワックスアップ模型上の口蓋側面部および切縁部の形態を記録

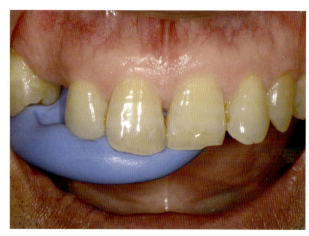

2-6 シリコーンガイドの試適

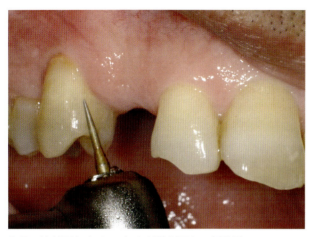

2-7 被着面となるエナメル質表層を一層削除

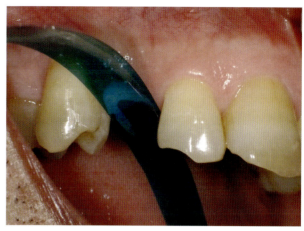

2-8 ポンティック基底面部分の形態付与に使用する3Dクリアマトリックスを試適

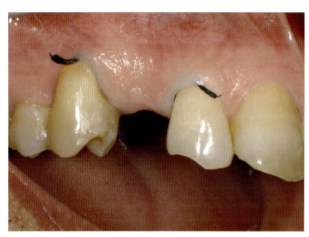

2-9 圧排糸による歯肉排除

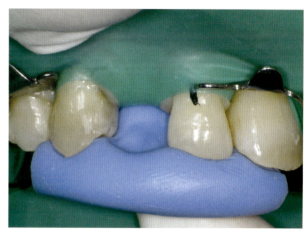

2-10 ラバーダムシステムの設置後，トリミングしたシリコーンガイドを試適

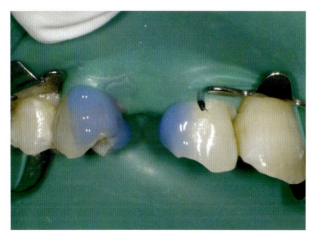

2-11 被着面エナメル質へのリン酸エッチング処理

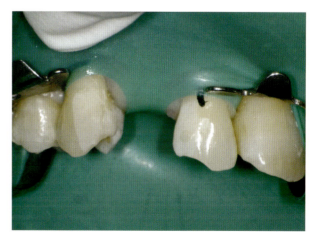

2-12 水洗・乾燥

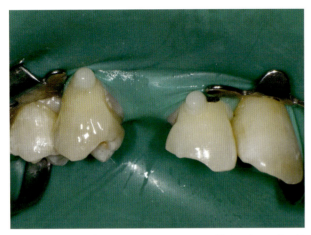

2-13 フロアブルレジンによるラバーダムストッパー付与

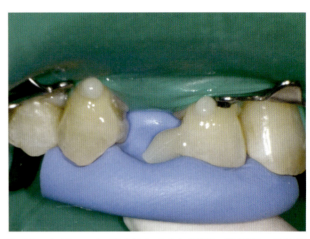

2-14 シリコーンガイド上での欠損部口蓋側面への充填操作を開始

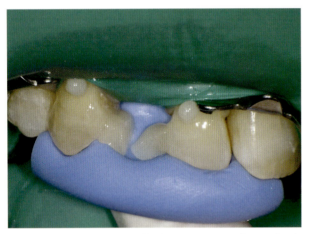

2-15 欠損部両側より口蓋側面へのフロアブルレジン充填範囲を拡大

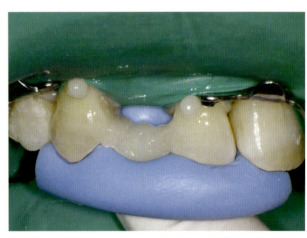

2-16 両側からのフロアブルレジンを延長して欠損部口蓋側の空隙を閉鎖（A3シェード使用）

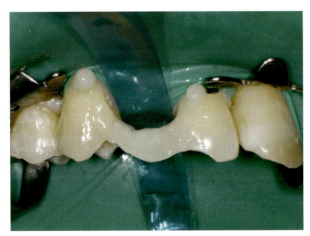

2-17 3Dクリアマトリックスの設置

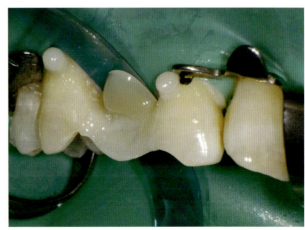

2-18 3Dクリアマトリックス上へのフロアブルレジン充填（A3.5シェード使用）

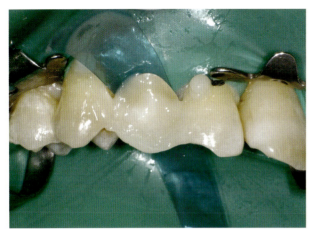

2-19 欠損部基底面の充填操作を完了

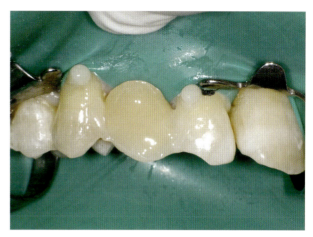

2-20 デンティンシェードレジンにて象牙質相当部を再構築

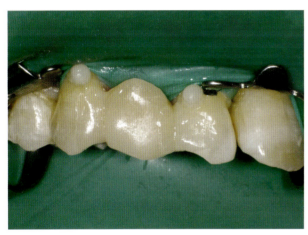

2-21 エナメルシェードレジンの充填操作にて欠損部歯冠形態回復を完了

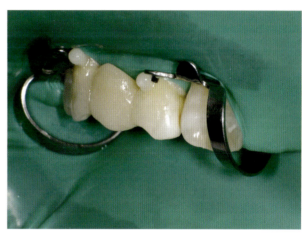

2-22 頬側面の豊隆形態を正面観にて確認

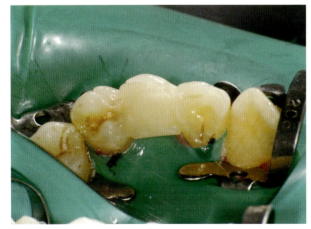

2-23 口蓋側面観にて十分な被着面積の確保を確認

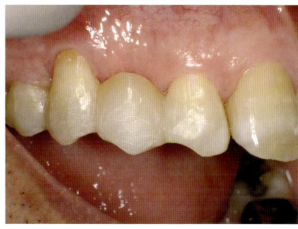

2-24 ラバーダムストッパーを除去して形態修正を完了

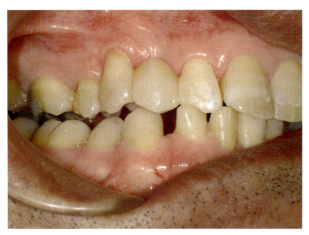

2-25 下顎側方運動時の前歯部ガイドは 2」遠心隅角部が継続して負担

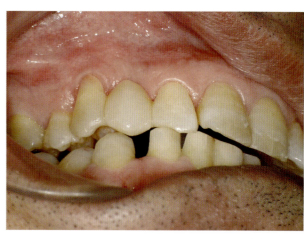

2-26 ダイレクトブリッジ修復にて歯冠形態回復したポンティック部分での側方運動時干渉を排除

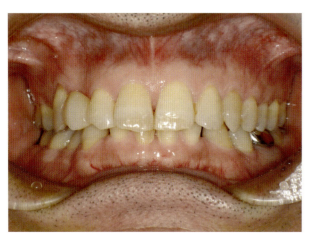

2-27 術後

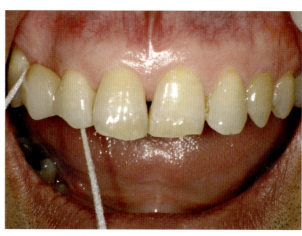

2-28 ダイレクトブリッジ修復のポンティック部分への清掃方法の指導

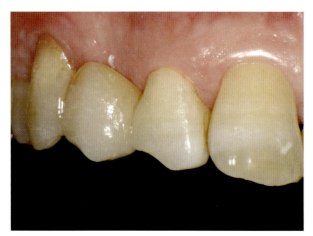

2-29 術後

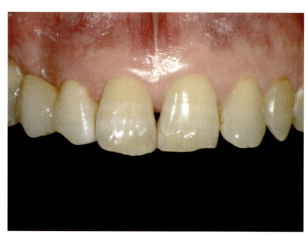

2-30 術後

使用材料
① エッチング材：K エッチャント シリンジ（クラレノリタケデンタル）
② ボンディング材：クリアフィル メガボンド 2（クラレノリタケデンタル）
③ コンポジットレジン：クリアフィル マジェスティ ES フロー（Low）：A3・A3.5（クラレノリタケデンタル）
　　　　　　　　　　エステライト アステリア：A3B・NE（トクヤマデンタル）

CASE PRESENTATION

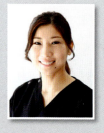

石井ちひろ　Chihiro Ishii
浜松市・石井デンタルクリニック

　接着修復材料の発展によりコンポジットレジン修復の適応範囲は拡大され，従来適応外とされてきた硬組織欠損範囲であっても，その修復を可能としている．そのなかでもダイレクトブリッジは，隣在歯を接着の維持とし，口腔内で直接コンポジットレジンをブリッジ形状に築盛するという，接着の発展なくしては成立しえない治療である．

　口腔内に欠損が生じた場合の選択肢として，中間歯欠損であれば，一般的にフルカバーブリッジ，接着性ブリッジ（この場合，間接的に製作した補綴物をセメントにて接着させる方法），可撤性義歯，インプラントなどがあげられるだろう．そのなかで，ダイレクトブリッジはどのようなケースで活用できるだろうか．

　従来のブリッジやインプラントにおのおのを選択する利点欠点があるように，一概に適応条件を当てはめることは難しい．全身的因子・年齢などの患者要素，欠損部位，欠損範囲，隣在歯の状態，パラファンクション，ガイダンス，審美的要素など，あらゆる面から総合的に判断する必要があるためである（図A）．

　たとえば，ダイレクトブリッジの特徴をインプラントと比較してみることにする．近年欠損に対する処置として多用されているインプラントは，隣在歯を侵襲することなく失われた歯と同等の機能を回復できるという，患者にとって利益の大きい治療法である．その反面，超高齢社会を迎えた日本においてインプラント治療が施された高齢者が増えているなかで，要介護状態に至った場合，十分な口腔ケアができないことで起きるインプラントトラブルも増えているのもまた事実である．

　そういった状況をふまえ，少数の中間歯欠損に対して経年的に生物学的なトラブルの少ないダイレクトブリッジは，治療時の患者の年齢や身体的状態によっては，外科的侵襲を避け隣在歯を傷つけることなく選択する価値があると考えられる．ほかにも，欠損にインプラントを埋入するだけのスペースがない場合や，インプラントがまだ適応でない若年者の永久歯先天欠損など，さまざまな場面で有効に活かせるのではないだろうか（図B）．

　ダイレクトブリッジは治療が短期間で低侵襲かつ固定式という利点がある一方で，口腔内で直接成形しなければならないため，テクニックセンシティブな面をもちあわせる．しかし，習得できれば今後欠損に対する治療の選択の幅が広がり，患者にとって利益のある結果を提供することが大いに期待できるのではないだろうか．

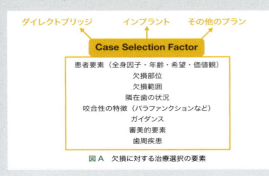

図A　欠損に対する治療選択の要素

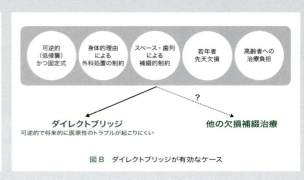

図B　ダイレクトブリッジが有効なケース

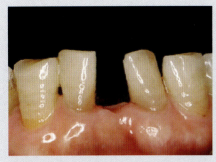

図1-1 術前．1|1 の欠損に対し義歯が装着されていたが，審美的改善を希望．68歳，女性

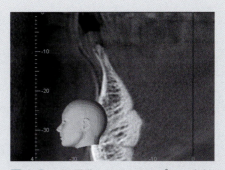

図1-2 CT画像にて，インプラント治療を選択するには骨の厚みが不足していることが確認された

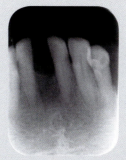

図1-3 咬合負担が少ない部位であり，両隣在歯が健全な生活歯であることや外科的負担を考慮して，低侵襲なダイレクトブリッジ修復を選択

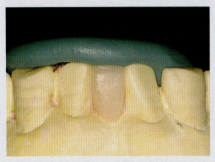

図1-4 ワックスアップをもとにシリコーンガイドを製作．2歯欠損だが，欠損スペースを考慮して1歯修復でスリーインサイザルとした

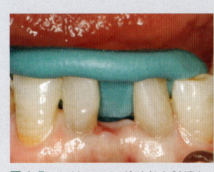

図1-5 シリコーンガイドを試適し，両隣在歯をエッチング処理，接着操作後に充填開始

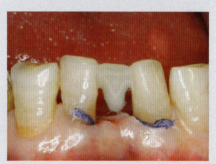

図1-6 隣接面からフロアブルレジンを流し，舌側面に向かって裏打ちを製作

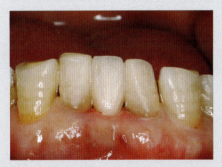

図1-7 基底面はフロアブルレジンにて形態を作り，唇側面はペーストレジンにて築盛

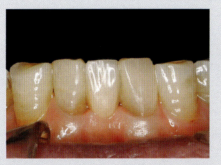

図1-8 形態修正，研磨を行い修復完了．同時に|2の形態もダイレクトボンディングにて修正している

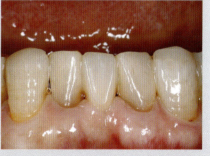

図1-9 2年後．問題なく経過している．ダイレクトブリッジのメリットが活かされたケースであった

臨床 CHECK POINT!

　前歯部欠損への対応を考えた場合，従来の治療方法と比較したダイレクトブリッジ修復の優位性を考察し，適応症選択の指針を示す大変有意義な提言．

　症例では，下顎前歯部での歯槽骨幅のきわめて少ない欠損部位に対して，患者の年齢も考慮した低侵襲なダイレクトブリッジ修復が行われている．審美的な欠損回復がきわめて短時間で達成され，2年経過後の美しいブリッジポンティックの唇側面表面性状からも，患者満足度の高い審美的な問題解決が達成されていると感じる．

（田代浩史）

CASE PRESENTATION

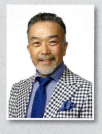

杉山啓之　Hiroyuki Sugiyama
浜松市・スギヤマ歯科クリニック

　52歳，女性．|1補綴物の脱離を主訴に来院．脱離部には歯根破折が認められ，CT撮影により保存不可と判断して抜歯処置を行った．

　抜歯後の欠損部補綴処置として，インプラント治療，隣在歯を削合してのブリッジ補綴，コンポジットレジンを用いたダイレクトブリッジ修復を患者に提示したところ，ダイレクトブリッジ修復を希望した．抜歯後の骨吸収が予測されるため，抜歯と同時にGBR（ソケットプリザベーション）を行い，テンポラリーを接着，抜歯窩治癒までの期間にホワイトニングを実施した．

　その後，ワックスアップ模型の患者確認により歯牙形態を決定，シリコーンガイドを製作した．通法により接着処理を行った後，シリコーンガイドを用いて隣接面からフロアブルレジンにてコンポジットレジン充填を行った．使用したコンポジットレジンはエステライト ユニバーサル フロー Medium タイプ（OPA2，トクヤマデンタル）．患者より，事前のシェードチェック時にホワイトニングを後の色調に合わせたい，また自身の天然歯に見られる横紋等の自然な表現は必要なく，可能なかぎり明るい色調に改善したいとの要望があり，明度の高いコンポジットレジンのシェード選択とした．引き続き，エナメルシェードレジンを薄く充填して，歯冠形態構築を完了した．

　両隣在歯に関しては色調変更を希望したため，同様のコンポジットレジンを使用してダイレクトベニア修復を併用して対処した．抜歯前の|1歯冠形態はやや捻転しており，欠損部の幅径が小さいため，正面観での1|1のバランスに配慮した形態付与を行った．

　後日，ポンティック基底部は清掃性向上のため形態修正と最終研磨を行ったが，審美的外観を含め患者の満足度は得られている．今後は定期的なメインテナンスを行い，良好な状態を維持する予定である．

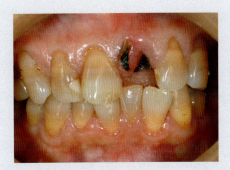

図 2-1 術前

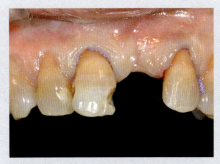

図 2-2 欠損部の軟組織は安定した状態．歯肉排除後に接着操作

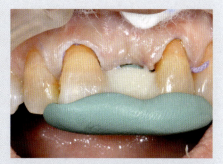

図 2-3 シリコーンガイド上でのフロアブルレジン充填

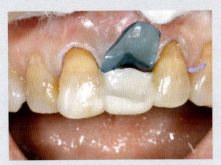

図 2-4 3D クリアマトリックス（ヴァリストリップ，ギャリソン・デンタル・ソリューションズ，モリタ）の試適

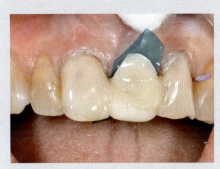

図 2-5 クリアマトリックス上へのフロアブルレジン充填

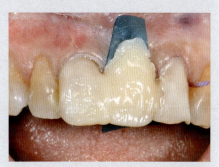

図 2-6 歯冠形態の内部構造の再現を完了

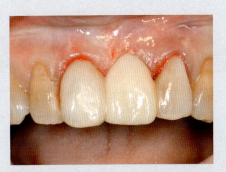

図 2-7 エナメルシェードレジンによる歯冠形態再構築を終了

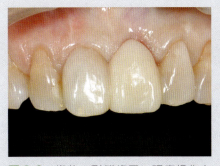

図 2-8 術後．形態修正・研磨操作を完了

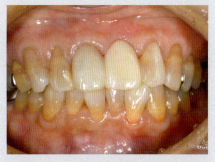

図 2-9 術後（口蓋側面観）

> **臨床 CHECK POINT!**
>
> 歯根破折で生じた前歯部の欠損に対して，ダイレクトブリッジ修復での機能・審美回復に際し，歯周外科処置によりポンティック基底面の形態を予測した事前準備が適切に行われている．
>
> 3D クリアマトリックスを必要に応じて形態修正しながら活用し，周辺歯列との歯頸ラインの調和を獲得している．連結部には十分な接着面積と強度が与えられ，長期予後が期待できる患者満足度の高い修復が行われていると感じる．
>
> （田代浩史）

CASE PRESENTATION

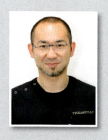

塚本真平 Shinpei Tsukamoto
沼津市・塚本歯科クリニック

　48歳，男性．2|動揺を主訴に来院．全顎的な歯周病とディープバイトにより，2|は唇側傾斜と動揺度Ⅲが認められた．患者の隣在歯を切削したくないという希望と歯周病罹患歯であることより，ブリッジやインプラントも第一選択とはならなかった．相談のうえ，ダイレクトブリッジ修復を選択することとした．2|抜歯後はテンポラリーをスーパーボンドにて接着．抜歯窩の治癒を3カ月ほど待った．その間脱離することがなかったため，ダイレクトブリッジ修復を進めていった．

　口腔外にて診断用ワックスアップ，シリコーンパテの製作を行っている．隣在歯にはリン酸エッチングを行い，クリアフィル メガボンド（クラレノリタケデンタル）にてボンディングをした．隣在歯よりシリコーンパテを用い，まずは舌側面を少しずつフロアブルレジン（クリアフィル ES フロー A3，クラレノリタケデンタル）を流しながら，照射して形成していく．つながったところで基底面はプラスチックストリップスを差し込み，同様にフロアブルレジンにて流し込んでいく．その後，唇側面はペーストタイプ（エステライト アステリア A3・NE，トクヤマデンタル）にて築盛．辺縁隆線を意識して形態を製作していった．

　研磨はカーボランダムポイントとシリコーンポイントにて行い，治療は終了した．術後2年と，まだ短い経過ではあるが脱落等の問題もなく，予後良好である．

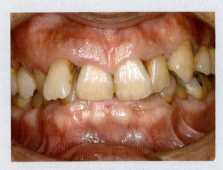
図 3-1 初診時（2013.11）

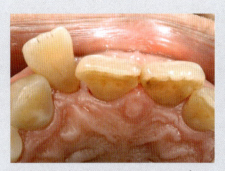
図 3-2 2｜は唇側傾斜し，インプラントのスペースはない

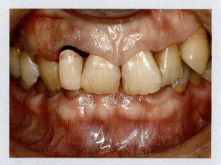
図 3-3 抜歯後テンポラリーを形成（2015.6）

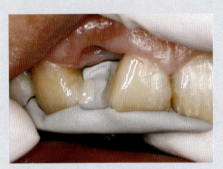
図 3-4 シリコーンパテを用い，隣接歯よりフロアブルレジンを流していく

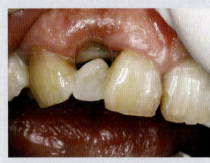
図 3-5 基底面はプラスチックストリップスを使用し，形態を作る

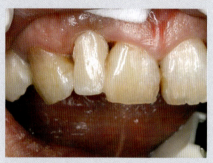
図 3-6 歯冠形態はペーストタイプにて築盛していく

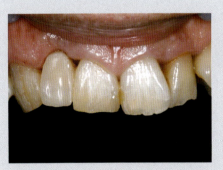
図 3-7 研磨終了時（2015.9）

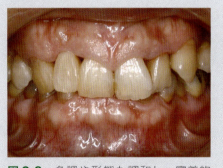
図 3-8 色調や形態も調和し，審美的に満足が得られた

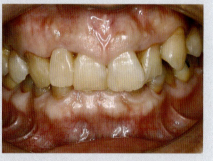
図 3-9 メインテナンス時（2017.3）

臨床 CHECK POINT!

　術前と術後の咬合時全顎写真の比較により，患者満足度の高さと，歯周病メインテナンスへのモチベーションの向上が伝わる．術前の咬合状態と全顎的な歯周病の進行を考慮すると，短時間で患者の希望に沿う健全歯質無切削での問題解決を提供できる治療方法は，「ダイレクトブリッジ修復」を除いて他に想像できない．

　図 3-8 の臨床写真に示される，ダイレクトブリッジ修復部位の自然な歯冠形態，充填されたコンポジットレジンの表面性状と，きわめて適合度の高い色調再現より，本修復の高い完成度を感じる．

（田代浩史）

CASE 8-2 | 前歯部複数歯欠損・臼歯部単独歯欠損へのダイレクトブリッジ修復

前歯部複数歯欠損へのダイレクトブリッジ修復

　前歯部歯列に生じた複数歯欠損への機能・審美改善手段として行われたダイレクトブリッジ修復の臨床ステップに注目する．

　本症例では 1|および|3 に歯冠部大規模破折による残根状態の欠損部位が認められ，また周囲歯牙にも大規模なコンポジットレジン修復予後不良部位が点在している．患者は78歳の女性で，可撤式義歯および大規模な健全歯質切削を伴う補綴治療は希望していない．特に|1健全歯の完全保存を強く希望され，「部分床義歯」と「ダイレクトブリッジ修復」の2つの治療オプションを比較検討した結果，前歯部欠損2箇所への「ダイレクトブリッジ修復」を選択した．

　劣化した旧修復材料を除去した結果，2|2 歯冠部には大規模欠損が形成されたが，作業用模型上でシリコーンガイドを製作し，残存歯質への接着面積を最大限活用した充填操作を計画．シリコーンガイド上でのフロアブルレジンの分割充填により被着面への重合収縮応力を最小化し，また同時に大規模な欠損部位の口蓋側面形態を効率よく回復．欠損部の基底面再構築には欠損部幅径に合わせた3Dクリアマトリックスを試適・調整して設置し，隣在歯の歯頚部色調に合わせた比較的濃い色調のフロアブルレジンを選択して充填した．

　年齢を重ねた患者の歯冠部色調は，残存するエナメル質の厚さの部分的な変化によって複雑な色調構成となり，一般的な積層充填のシェード選択では周囲歯牙との十分な審美的調和が獲得困難な状況であった．本症例では，特徴のある歯冠部色調を部分的に再現するため，色調調整材（セシードNカラーコート：A＋・B＋・インサイザルブルー2）を効果的に使用し，またエナメルシェードレジンも複数色（エステライト アステリア：NE・WE）を組み合わせて使用し，最終外層の充填操作を完了した．

　術後約4年が経過し，定期的な再研磨とナイトガード装着の習慣化により，安定した「ダイレクトブリッジ修復」が維持されている．

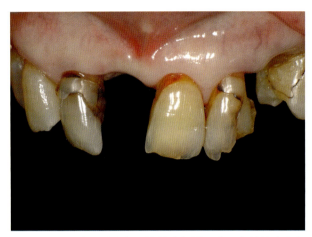

1-1 術前．上顎前歯部の複数歯欠損による審美障害を主訴に来院．78歳，女性

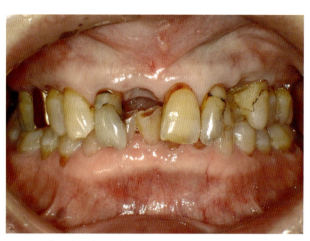

1-2 1|3 歯冠部は破折し，残根状態

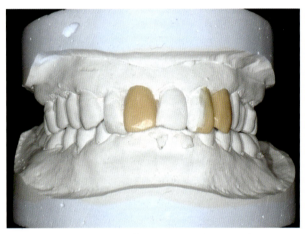

1-3 咬合時の前歯部被蓋は深く，作業用模型上での前歯部咬合接触状態の確認は重要

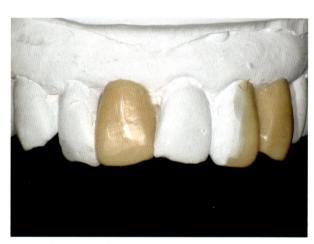

1-4 ダイレクトブリッジ修復を想定した欠損部ワックスアップを製作

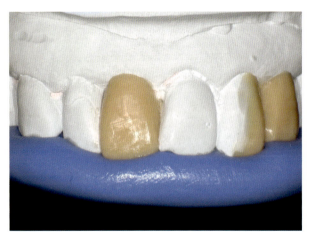

1-5 シリコーンガイドの製作

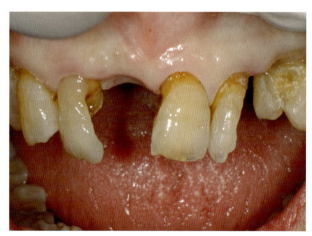

1-6 旧修復材料および感染象牙質の除去

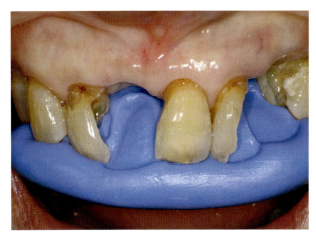

1-7 シリコーンガイドの試適

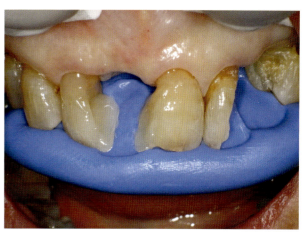

1-8 接着操作後，シリコーンガイド上でのフロアブルレジン充填開始

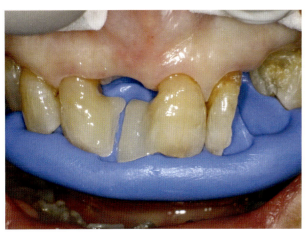

1-9 欠損部の口蓋側面をフロアブルレジンにて段階的に構築

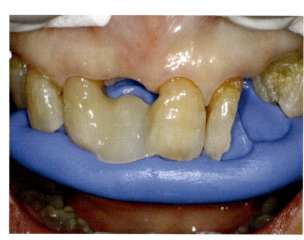

1-10 欠損部両側からのフロアブルレジンを最小体積にて接続

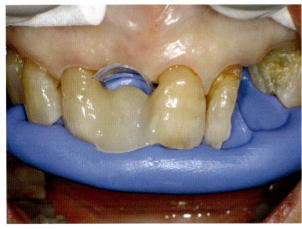

1-11 欠損部のポンティック基底面構築のための3Dクリアマトリックスの試適

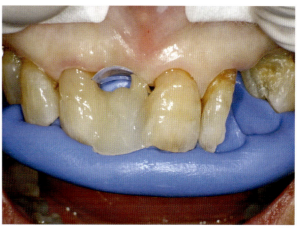

1-12 3Dクリアマトリックス上へのフロアブルレジン充填を開始（A3シェード使用）

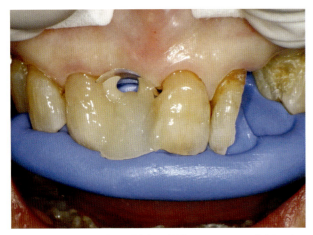

1-13 欠損部両側より基底面部分へのフロアブルレジン充填範囲を拡大

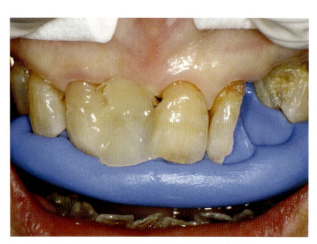

1-14 欠損部基底面の歯頸部形態を再現完了（A3.5 シェード使用）

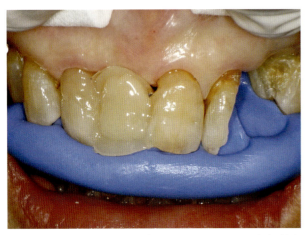

1-15 両側からのフロアブルレジンを延長して欠損部空隙を閉鎖

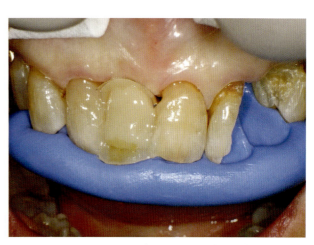

1-16 デンティンシェードレジンにて象牙質相当部を再構築

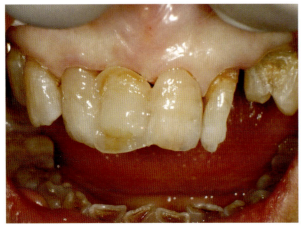

1-17 歯頸部・切縁部のデンティンシェードレジン上に色調調整材（セシードNカラーコート：B＋）を使用

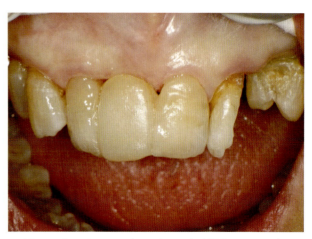

1-18 エナメルシェードレジンの充填操作にて，1⏌欠損部歯冠形態回復を完了

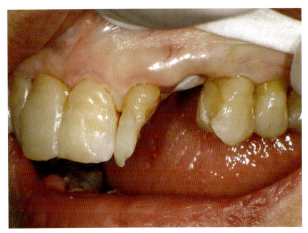

1-19 欠損部両側のダイレクトブリッジ修復被着面へのフロアブルレジン充填

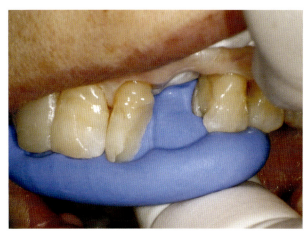

1-20 接着操作後，シリコーンガイド上でのフロアブルレジン充填開始

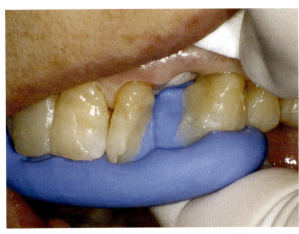

1-21 欠損部両側より口蓋側面へのフロアブルレジン充填範囲を拡大

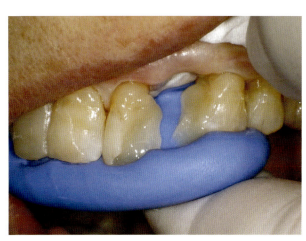

1-22 フロアブルレジン充填範囲を段階的に拡大

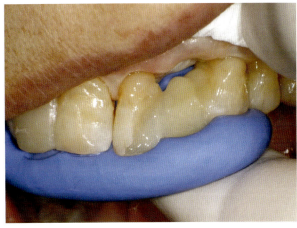

1-23 両側からのフロアブルレジンを延長して欠損部口蓋側の空隙を閉鎖

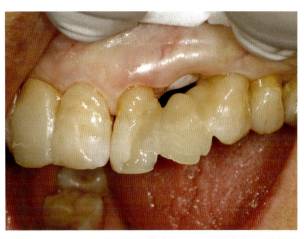

1-24 シリコーンガイドを撤去して，複数方向より光照射を追加

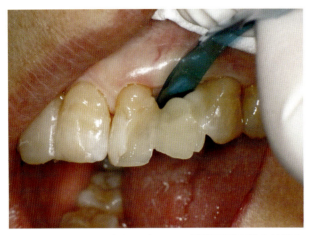

1-25 3Dクリアマトリックスの口蓋側面部の適合状態を確認

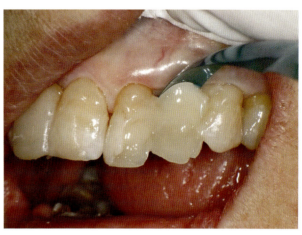

1-26 3Dクリアマトリックス上へのフロアブルレジン充填（A3シェード使用）

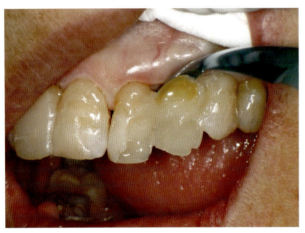

1-27 歯頚部のフロアブルレジン上に色調調整材（セシードNカラーコート：B＋）を使用

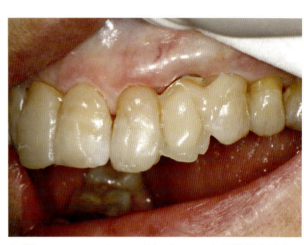

1-28 デンティンシェードレジンにて象牙質相当部を再構築

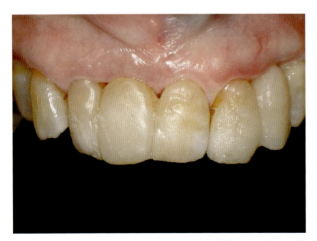

1-29 エナメルシェードレジンの充填操作にて，⌊3 欠損部歯冠形態回復を完了

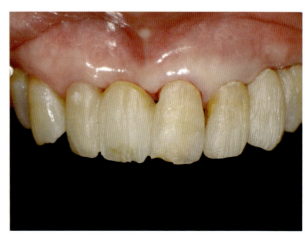

1-30 形態修正・内部微細構造の調整

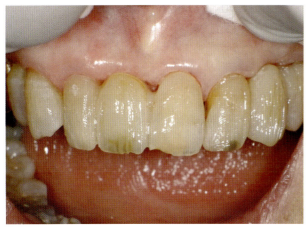

1-31 再度接着操作の後，1|2 切縁部への色調調整材（セシード N カラーコート：インサイザルブルー 2）使用

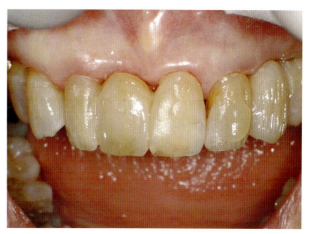

1-32 エナメルシェードレジンの再充填操作

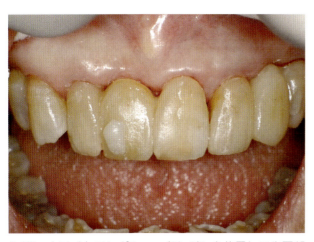

1-33 ホワイトニングシェードレジンを使用して歯冠部表層の色調を調整

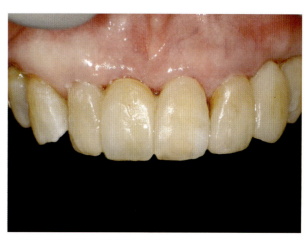

1-34 充填操作・光照射を完了

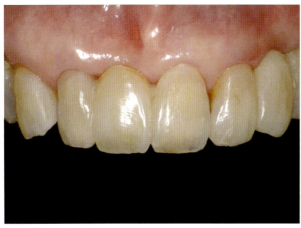

1-35 術後

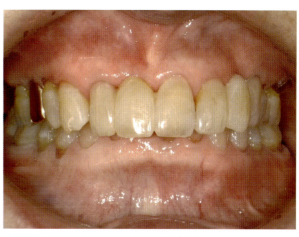

1-36 欠損部基底面の充填操作を完了

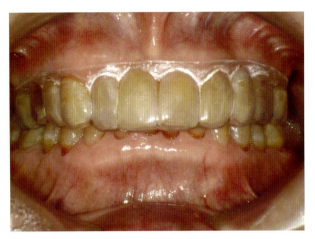

1-37 夜間のナイトガード装着を指示

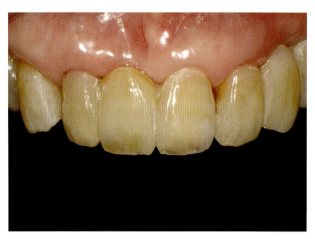

1-38 2年後，定期検診時

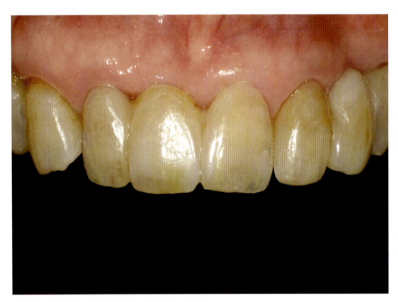

1-39 4年後，定期検診時（再研磨後）

使用材料
① エッチング材：K エッチャント シリンジ（クラレノリタケデンタル）
② ボンディング材：クリアフィル メガボンド（クラレノリタケデンタル）
③ コンポジットレジン：クリアフィル マジェスティ ES フロー Low：A3・A3.5（クラレノリタケデンタル）
　　　　　　　　　　エステライト アステリア：A3B・NE・WE（トクヤマデンタル）
④ 色調調整材：セシード N カラーコート：A＋・B＋・インサイザルブルー 2（クラレノリタケデンタル）

MATERIAL CHECK!

セシード N カラーコート（クラレノリタケデンタル）

　コンポジットレジン積層充填時の内部ステインとして使用する，リキッドタイプの色調調整材．小筆を使用してコンポジットレジンの積層充填時に塗布・光硬化させる材料で，広範囲に塗布してもムラになりにくい．所有しないシェードのコンポジットレジンの色調を再現したい場合には，広範囲に塗布して使用し，新規シェードを口腔内で直接製作することも可能．

　また，多官能アクリレートと表面処理シリカ系マイクロフィラーを含有しているため，優れた硬度と耐摩耗性をもつ．修復最表層に使用しても，口腔内における経時的な摩耗や剥離が生じにくく，塗布部に艶のある表面滑沢性が持続可能．

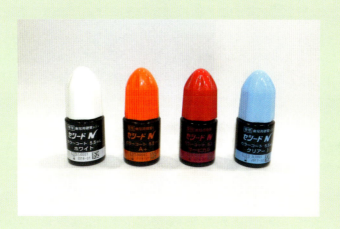

スーパー フロス 3 in 1 レギュラータイプ（ソートン）

　1本のフロスで3つの機能をもち，それぞれの機能部位を有効に活用することで高い清掃効果を発揮する．「フロススレッダー」部分はフロスに樹脂コーティングが施されて腰が強くなっており，歯間の狭小空間部やブリッジのポンティック部へのフロスの貫通性能が高い．「フィラメント」部分では超微細繊維がスポンジ状に編みこまれた構造となっており，伸縮性が高く狭小部でのプラーク除去効果が高い．「フロス」部分は従来のデンタルフロスとしての機能をもち，主に隣接面のプラーク除去に使用する．

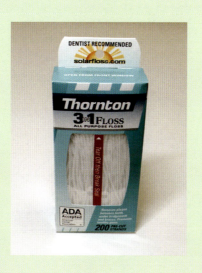

インプラント治療を回避した臼歯部欠損へのダイレクトブリッジ修復

　上顎小臼歯欠損による機能・審美障害に対して行われた，コンポジットレジンによる「ダイレクトブリッジ修復」症例．

　患者は72歳の男性，小臼歯抜歯から約5年が経過している．前歯部は部分的に逆被蓋となっているが，臼歯部の咬合状態は安定しており，欠損部の骨幅は約8mmでインプラント治療を選択可能な状況．欠損部両側は歯冠部全体に健全歯質が温存され，従来の健全歯質大量削除を伴う固定式ブリッジ補綴は患者の選択枝から除外されていた．数年前に可撤式義歯は製作したが，違和感が強く，現在は使用していないとのこと．

　本症例のような小臼歯部の単独欠損への対応では，該当部位の骨組織の環境が整っている場合にはインプラント治療を第一選択として患者説明を行っている．しかし本症例では，患者の全身状態より観血処置を積極的に選択できない事情もあり，「ダイレクトブリッジ修復」という新規選択肢を提示したところ，患者は大きな関心を示した．詳細な接着修復の術式を，他の患者の症例を使用して説明したところ，健全歯質への侵襲なく再構築されるコンポジットレジンによる歯冠形態回復ステップを採用する方針で同意が得られた．

　小臼歯部「ダイレクトブリッジ修復」における歯冠形態回復では，機能運動時の咬合接触への配慮が重要となり，研究用模型上でワックスアップにより構築された咬合面形態を忠実に口腔内で再現する必要がある．前歯部ダイレクトブリッジ修復とは異なるシリコーンガイド製作範囲・フロアブルレジンの分割充填術式により，接着面積を最大限に獲得し，また効率的な口腔内への歯冠形態移植が可能となる．

　臼歯部へのダイレクトブリッジ修復の適応範囲拡大には，術後の維持管理方法の患者指導が必須であり，咬合状態の経時的変化を定期的に確認し，また専用の清掃器具を準備・提供して清掃状態を患者と協力して維持管理していく必要がある．

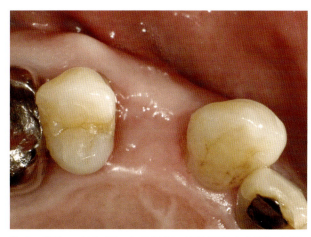

2-1 術前．|4 欠損による機能・審美障害を主訴に来院．72 歳，男性

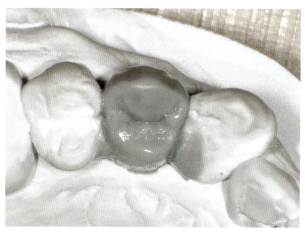

2-2 診断用模型上でダイレクトブリッジ修復を想定したワックスアップを製作

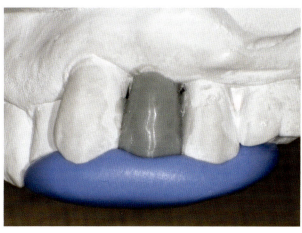

2-3 ワックスアップの口蓋側面および咬合面の形態を印象し，シリコーンガイドを製作

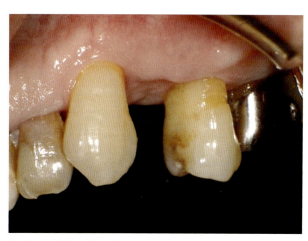

2-4 欠損部両側のダイレクトブリッジ修復被着面の面積を確認

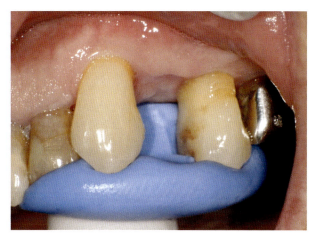

2-5 シリコーンガイドの試適

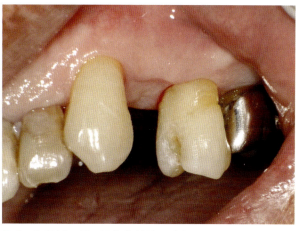

2-6 欠損部両側の旧修復材料を除去

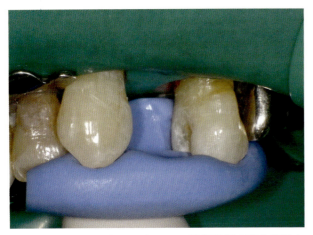

2-7 3Dクリアマトリックスの口蓋側面部の適合状態を確認

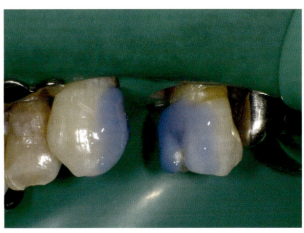

2-8 3Dクリアマトリックス上へのフロアブルレジン充填（A3シェード使用）

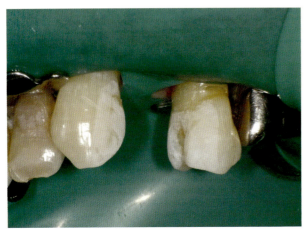

2-9 歯頸部のフロアブルレジン上に色調調整材（セシードNカラーコート：B＋）を使用

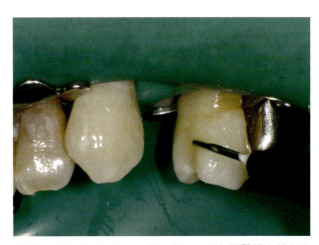

2-10 デンティンシェードレジンにて象牙質相当部を再構築

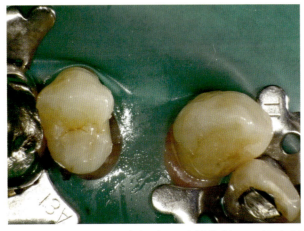

2-11 エナメルシェードレジンの充填操作にて，3̲欠損部歯冠形態回復を完了

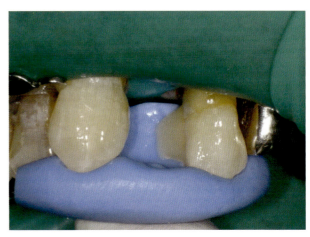

2-12 形態修正・内部微細構造の調整

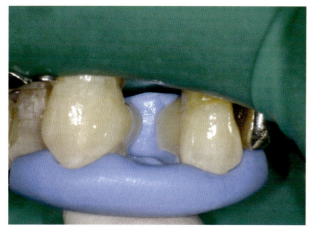

2-13 欠損部両側より口蓋側面へのフロアブルレジン充填範囲を拡大

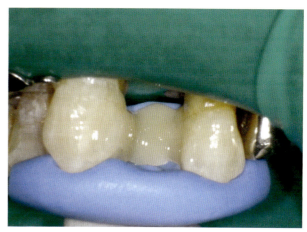

2-14 両側からのフロアブルレジンを延長して欠損部口蓋側の空隙を閉鎖

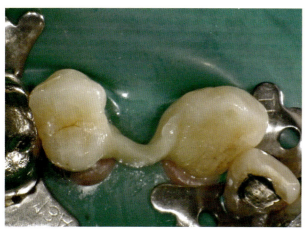

2-15 欠損部口蓋側面の接続を完了（咬合面観）

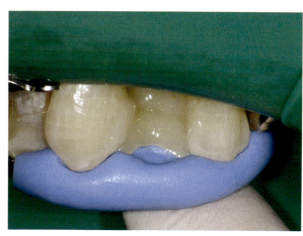

2-16 咬合面の口蓋側約1/2の範囲へのフロアブルレジン充填操作・光照射

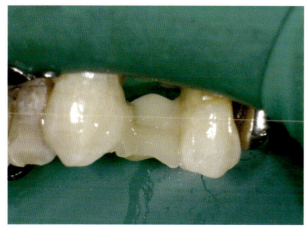

2-17 シリコーンガイドをいったん撤去して，複数方向より光照射を追加

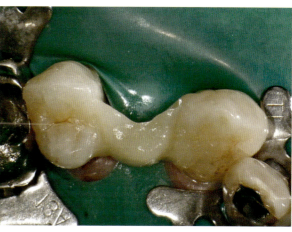

2-18 欠損部の咬合面の口蓋側約1/2の範囲を再構築完了（咬合面観）

CASE 8-2 前歯部複数歯欠損・臼歯部単独歯欠損へのダイレクトブリッジ修復

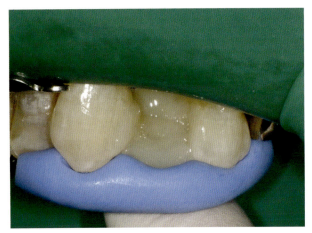

2-19 咬合面全体へのフロアブルレジン充填操作・光照射

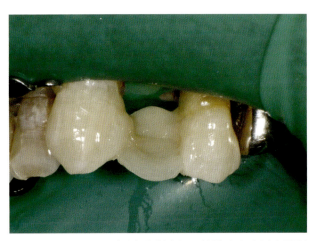

2-20 シリコーンガイドを撤去して複数方向より光照射を追加

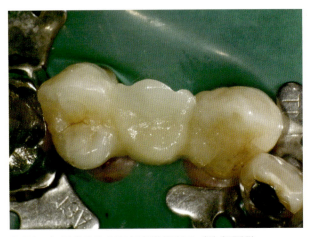

2-21 欠損部の咬合面を再構築完了（咬合面観）

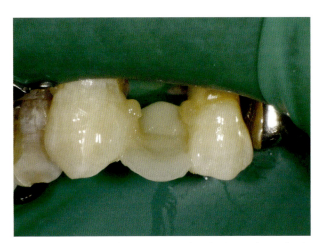

2-22 3Dクリアマトリックス固定のためのストッパーを形成

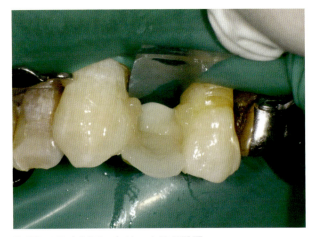

2-23 3Dクリアマトリックスの設置

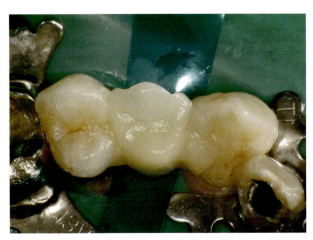

2-24 3Dクリアマトリックスの口蓋側面部の適合状態を確認

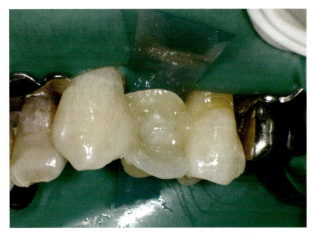

2-25　3Dクリアマトリックス上へのフロアブルレジン充填（A3シェード使用）

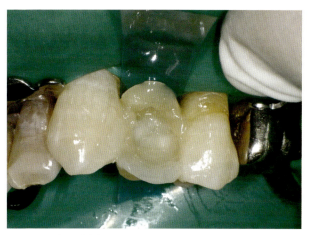

2-26　欠損部基底面の歯頸部形態を再現（A3.5シェード使用）

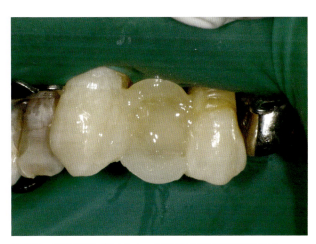

2-27　欠損部のポンティック基底面の再構築を完了

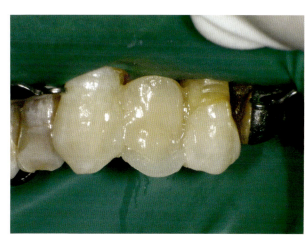

2-28　デンティンシェードレジンにて象牙質相当部を再構築

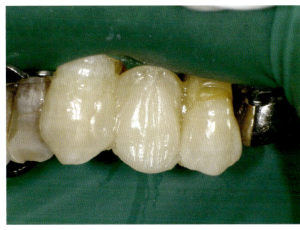

2-29　象牙質相当部の微細内部構造を再現

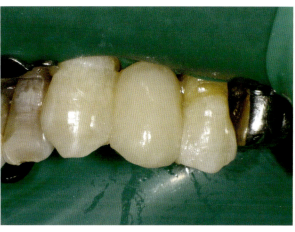

2-30　エナメルシェードレジンの充填操作にて欠損部歯冠形態回復を完了

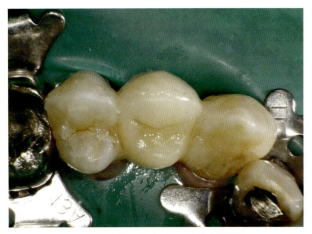

2-31　欠損部歯冠形態回復を完了（咬合面観）

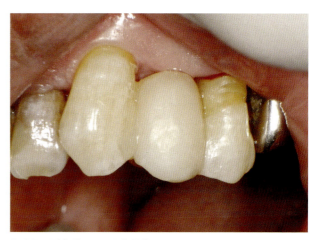

2-32　形態修正・研磨操作

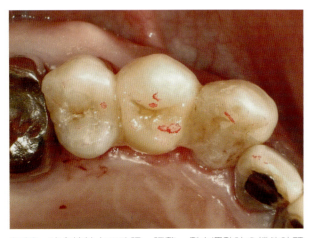

2-33　咬合接触点の確認・調整．側方運動時の機能咬頭内斜面の干渉を排除

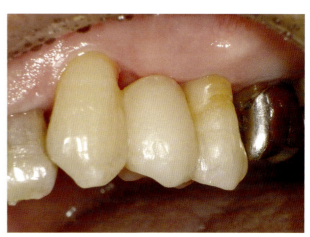

2-34　調整・研磨操作を完了

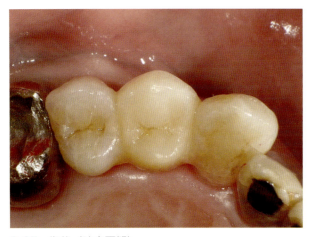

2-35　術後（咬合面観）

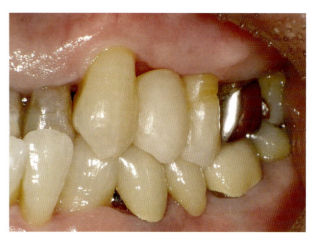

2-36　術後（側方面観）

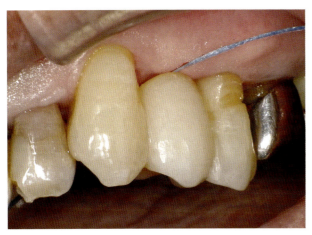

2-37 ダイレクトブリッジ修復ポンティック基底面の清掃方法を指導

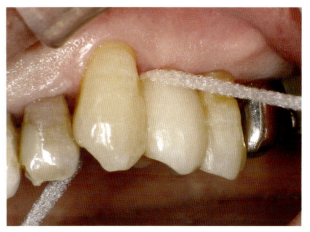

2-38 スーパーフロス 3 in 1 レギュラータイプ（ソートン）の使用方法を説明

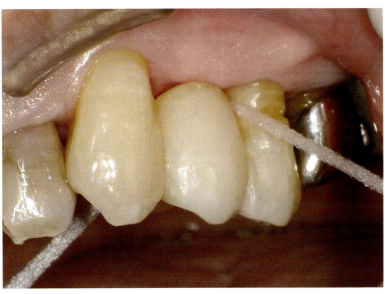

2-39 スポンジ状超微細繊維の清掃効果は高い

使用材料

① エッチング材：K エッチャント シリンジ（クラレノリタケデンタル）
② ボンディング材：クリアフィル メガボンド（クラレノリタケデンタル）
③ コンポジットレジン：クリアフィル マジェスティ ES フロー Low：A3・A3.5（クラレノリタケデンタル）
　　　　　　　　　　エステライト アステリア：A3B・NE（トクヤマデンタル）

CASE PRESENTATION

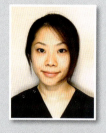

田畑有希 Yuki Tabata
浜松市・田畑歯科クリニック

　71歳，女性．|1 がグラグラすることを主訴に来院した．デンタルX線写真にて歯根破折を認め，保存は不可能と診断した．欠損補綴にはインプラント，ダイレクトブリッジ，ブリッジ，義歯があることを説明すると，侵襲が少なく審美性の高い，ダイレクトブリッジを希望された．

　まず|1 を抜歯し，人工歯をスーパーボンドにて両隣在歯に接着し，歯肉の治癒を約4カ月待った．その際，脱離等のトラブルは一度もなかった．咬合状態や前歯部のカップリングに問題はないと判断し，診断用ワックスアップ模型を製作した．患者に修復後の形態を確認した後，シリコーンガイド（インプリンシスパテ，トクヤマデンタル）を製作した．シリコーンガイドを試適後，1|2 の被着面エナメル質にリン酸エッチング（ウルトラエッチJ，ウルトラデント）を行い，水洗・乾燥した．メガボンド2（クラレノリタケデンタル）による表面処理後，光照射（ペンキュアー2000，モリタ）を行った．

　シリコーンガイドを装着し，フロアブルレジン（ESフロー High A3，クラレノリタケデンタル）を充填した．基底部は3Dクリアマトリックス（アダプトセクショナルマトリックス，Kerr）を使用し，フロアブルレジンにて構築した．デンティンシェードレジン（エステライトアステリア A3.5B，トクヤマデンタル）にて象牙質相当部を再構築し，エナメル質相当部はエナメルシェードレジン（エステライトアステリア NE，トクヤマデンタル）および色調調整材（セシードNカラーコート ホワイト，クラレノリタケデンタル）を用いて，1| に近似した色調を再現した．形態修正，研磨後，後日最終研磨を行い，処置終了とした．

　患者は審美性と低侵襲性に非常に満足しており，処置終了から1年以上経過するが，問題ない．

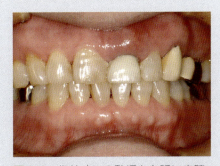
図1-1　術前. |1 の動揺を主訴に来院. 71歳, 女性

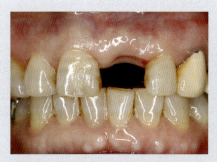
図1-2　|1 抜歯から4カ月後

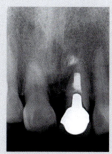
図1-3　初診時のデンタルX線写真

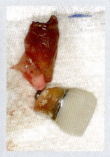
図1-4　抜歯した |1. 歯根破折していた

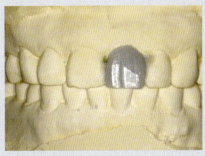
図1-5　診断用ワックスアップ模型製作

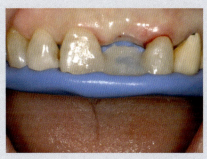
図1-6　シリコーンガイドを試適し, フロアブルレジンを充填

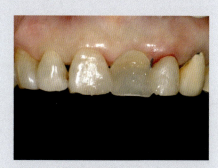
図1-7　基底面充填後

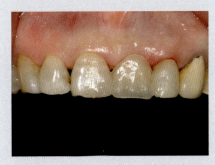
図1-8　デンティンシェードレジンにて象牙質相当部を再構築

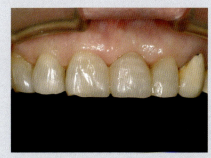
図1-9　エナメルシェードレジンおよび色調調整材にて, 1| に近似した色調を再現

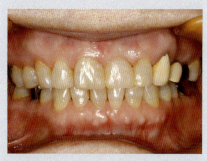
図1-10　メインテナンス時（半年後）

臨床 CHECK POINT!

　歯根破折により抜歯適応となった |1 の欠損部位幅径は, 1| の歯冠幅径と比較して広く, 欠損補綴の選択肢としてインプラント治療・部分床義歯による対応では, 1|1 の左右対称性に配慮したバランスの良い審美再現が困難であると予想される.
　本症例ではコンポジットレジンを活用したダイレクトブリッジ修復により, 接着対象となる 1|2 の歯冠幅径も含め, 前歯部歯列全体として歯冠形態がバランス良くコントロールされ, 術者の柔軟な発想により審美性の高い修復が可能となっている. 色調調整材の使用部位・使用量はともに絶妙で, ポンティック部分の自然な色調再現に大いに貢献している.

（田代浩史）

CASE PRESENTATION

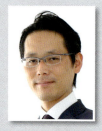

古橋拓哉 Takuya Furuhashi
浜松市・フル歯科医院

　62歳，男性．2| に装着されていたメタルボンドクラウンの動揺を主訴に来院した．2| には歯根破折を認め，保存不可能であった．抜歯後に両側の隣在歯に暫間ポンティック（以下，TP）をMMA系レジンにて接着した．患者の咬合状態は安定しており，前方，側方ガイドも確立されていたため，2| 部は偏心運動時にガイドに参加しないように注意して，TPの形態付与を行った．抜歯窩治癒までの3カ月間，TPの脱離が生じることはなかった．また患者は，咀嚼，発音機能および審美性に問題を感じることはなかった．以上のことより，2| はダイレクトブリッジにて修復を行うこととし，その形態は現状を模倣することとした．

　ダイレクトブリッジ実施に際して，口腔内に装着されているTPを印象採得し，シリコーンガイドを製作，試適した．舌側面をシリコーンガイドに従ってフロアブルレジンを充填し，マトリックスを用いて基底面形態の付与を行った．その後，ペーストタイプのレジンにて唇側面の築盛を行った．最後にTPの形態や偏心運動に留意しながら，形態修正，研磨を行った．術後約3年が経過しているが再研磨を必要とすることなく，経過良好である．

　この結果を得ることができた大きな一因は，定期的なメインテナンスを患者が欠かさなかったためと感じている．過大な咬合力が加わらない欠損部位において，ダイレクトブリッジはインプラント，ブリッジ補綴と並ぶ有効な修復方法の一つと考えている．しかし，良好な結果を得るためには，コンプライアンスが十分に得られる症例であることが重要であるとも感じる．

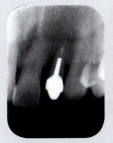
図2-1 初診時デンタルX線写真．近心に垂直性骨吸収を認める

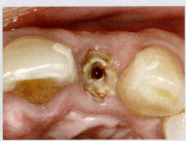
図2-2 メタルボンドを除去し，破折線を確認

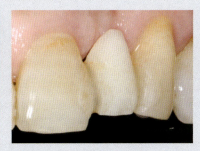
図2-3 暫間ポンティック

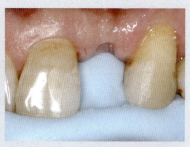
図2-4 シリコーンガイドの試適

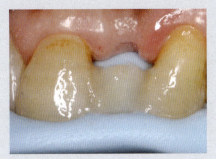
図2-5 シリコーンガイドにて口蓋側にフロアブルレジンを充填

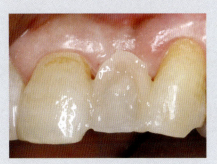
図2-6 ポンティック基底面の付与

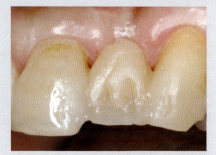
図2-7 マメロン構造を考慮してデンティンシェードレジンを充填

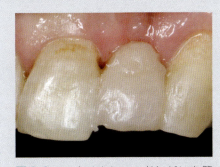
図2-8 エナメルシェードレジンを築盛し，充填操作終了

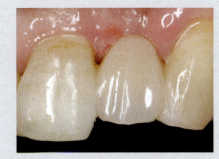
図2-9 術直後

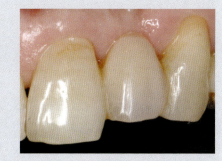
図2-10 術後約3年

臨床 CHECK POINT!

　ダイレクトブリッジ修復により再現された|2 の歯冠形態には，前歯部唇面の隆線構造など自然感の高い解剖学的再現が正確に行われている．また，象牙質相当部への適切な形態・厚さでのデンティンシェードレジン築盛，エナメル質相当部へのエナメルシェードレジン積層充填により，周囲と調和した高い色調再現が達成されている．

　使用されたコンポジットレジン（エステライト アステリア，トクヤマデンタル）の高い研磨性能を十分に引き出す，丁寧な研磨ステップが行われたことが推察される．

（田代浩史）

CASE PRESENTATION

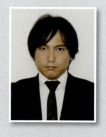

河合健司　Kenji Kawai
浜松市・深谷歯科クリニック

　38歳，男性．4⏌の動揺と咬合痛を主訴に来院．1週間前に硬いものを噛んだことをきっかけに疼痛を生じたという．診査の結果，歯根破折と診断し，抜歯となった．隣在歯である5⏌は MOD 窩洞のメタルインレー修復がなされており，⏌3は治療未経験歯となっている．抜歯後の対応として⏌3を削りたくないという患者の希望と歯周疾患の状況から，相談のうえでダイレクトブリッジ修復を選択し，治療を開始した．

　5⏌はインレーを外してカリエスを除去した後に，エナメル質リン酸セレクティブエッチング（ゲルエッチャント，Kerr）を，⏌3は歯面清掃後に接着面にエッチング処理を行った．その後，両歯ともに2ステップ接着材料（メガボンド2，クラレノリタケデンタル）を使い，歯面処理を行った．

　5⏌のレジン充填操作が終了した後，口蓋側に術前に製作しておいたシリコーンパテを圧接し，両側から少量ずつフロアブルレジン（クリアフィルマジェスティ ES フロー Low A3，クラレノリタケデンタル）を充填して，ポンティック口蓋側面形態を製作した．基底面はプレカーブ付きのストリップ（ヴァリストリップ，ギャリソン・デンタル・ソルーションズ，モリタ）を使用し，同様にフロアブルレジンにて形態の調整を行った．頬側面，咬合面はペーストタイプレジン（エステライトアステリア A3B OcE，トクヤマデンタル）を用いて形態や色調を考慮しながら充填した．その後，各種 SF バーとカーボランダムポイントを使用し，咬合調整と形態修正を行い，シリコーンポイントにて研磨した．

　現在，2年間という経過ではあるが，脱落や破折といったトラブルは起こっていない．5⏌インレー除去部で広い接着面積を確保できたことや，側方運動時に犬歯誘導を保存できたことが，短期的ではあるが良好な予後を得られた要因ではないかと考えている．今後も定期的なメインテナンスでの慎重な経過観察が必要と思われる．

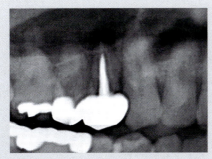

図 3-1 4⌋に長いポストコアと歯根を取り囲むような透過像を認める

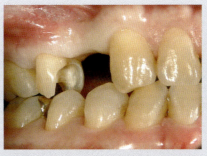

図 3-2 ⌊5 にカリエスディテクター（クラレノリタケデンタル）を使用し，取り残しがないようにう蝕除去を行った

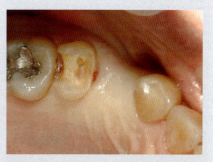

図 3-3 ⌊5 のインレーを除去することで，広い接着面積を確保

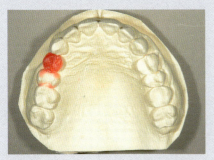

図 3-4 ワックスアップを作ることで患者と術後のイメージを共有

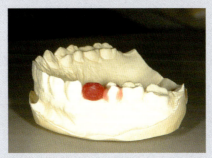

図 3-5 術前にシリコーンパテで口蓋側面形態の印象

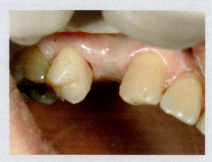

図 3-6 ⌊5 充填終了時

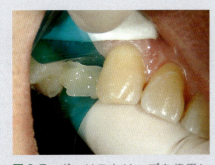

図 3-7 ヴァリストリップを使用して，基底面の充填操作

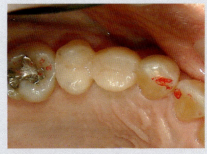

図 3-8 充填終了時の咬合面観

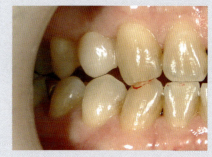

図 3-9 右側方運動時，犬歯誘導の保存

臨床 CHECK POINT！

　コンポジットレジンによるダイレクトブリッジ修復を，臼歯部欠損に適応範囲を拡大して活用し，患者負担を軽減した大変有意義な欠損回復症例．両側接着対象歯への最小限の切削介入で，最大の接着面積が確保され，模型上でワックスアップされた歯冠形態が適切なステップにより口腔内に移植されている．

　咬合接触に配慮した咬合面形態が再現され，経時的な摩耗に対して追加充填可能なコンポジットレジン単体での歯冠形態構築により，柔軟性の高いパラファンクションへの対応も可能となっている．

（田代浩史）

【編著者略歴】

田代 浩史
(たしろ ひろふみ)

1999 年　東京医科歯科大学歯学部卒業
2003 年　東京医科歯科大学大学院修了
2003 年〜　田代歯科医院（浜松市）
2007 年〜　東京医科歯科大学大学院非常勤講師
2013 年〜　DIRECT RESTORATION ACADEMY OF COMPOSITE RESIN 主宰
2015 年〜　福岡歯科大学非常勤講師

新解釈　コンポジットレジン修復
「MI」と「ESTHETIC」の両立を目指して

ISBN978-4-263-46142-6

2018 年 10 月 25 日　第 1 版第 1 刷発行

編著者　田　代　浩　史
発行者　白　石　泰　夫
発行所　医歯薬出版株式会社

〒113-8612 東京都文京区本駒込 1-7-10
TEL. (03)5395-7634(編集)・7630(販売)
FAX. (03)5395-7639(編集)・7633(販売)
https://www.ishiyaku.co.jp/
郵便振替番号　00190-5-13816

乱丁, 落丁の際はお取り替えいたします　印刷・三報社印刷／製本・皆川製本所
ⓒ Ishiyaku Publishers, Inc., 2018. Printed in Japan

本書の複製権・翻訳権・翻案権・上映権・譲渡権・貸与権・公衆送信権（送信可能化権を含む）・口述権は，医歯薬出版(株)が保有します．
本書を無断で複製する行為（コピー，スキャン，デジタルデータ化など）は，「私的使用のための複製」などの著作権法上の限られた例外を除き禁じられています．また私的使用に該当する場合であっても，請負業者等の第三者に依頼し上記の行為を行うことは違法となります．

JCOPY ＜出版者著作権管理機構　委託出版物＞
本書をコピーやスキャン等により複製される場合は，そのつど事前に出版者著作権管理機構（電話　03-3513-6969，FAX　03-3513-6979，e-mail：info@jcopy.or.jp）の許諾を得てください．